AF296910

CONTRIBUTION A L'ÉTUDE

DES

ABCÈS SOUS-PHRÉNIQUES

Se terminant par Vomique

PAR

Le Dr H. CAUDERAY

DE L'UNIVERSITÉ DE PARIS

PARIS

A. MALOINE, ÉDITEUR

23-25, RUE DE L'ÉCOLE-DE-MÉDECINE, 23-25

1902

CONTRIBUTION A L'ÉTUDE

DES

ABCÈS SOUS-PHRÉNIQUES

Se terminant par Vomique

PAR

Le Dr H. CAUDERAY

DE L'UNIVERSITÉ DE PARIS

PARIS

A. MALOINE, ÉDITEUR

23-25, RUE DE L'ÉCOLE-DE-MÉDECINE, 23-25

1902

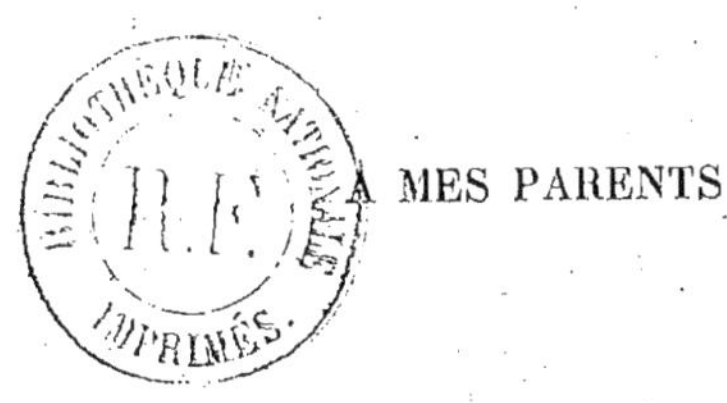

A MES PARENTS

A MON FRÈRE EDOUARD

A MES FRÈRES ET SŒURS

A MES MAITRES

Introduction.

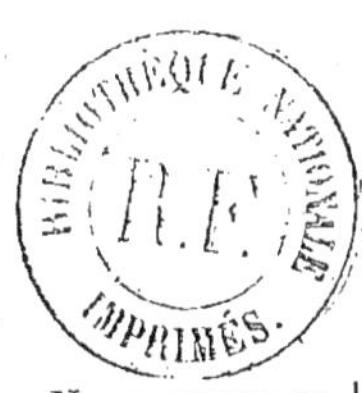

Nous avons eu l'occasion d'observer, dans le service de
M. le docteur Troisier, un malade atteint d'abcès sous-
phrénique, consécutif à un ulcère de l'estomac, abcès qui
s'est terminé par l'évacuation d'une grande quantité de
pus fétide à travers les bronches.

Sur le conseil de M. le docteur Troisier, nous avons
rassemblé les rares observations d'abcès sous-phréniques se
terminant par vomique et nous en avons fait le sujet de
notre thèse inaugurale.

Ce sujet nous offrait un grand intérêt, car cette terminaison par vomique n'est pas fréquente et aucun travail à
notre connaissance n'en parle particulièrement. Aussi, re-
mercions-nous profondément M. le docteur Troisier, de
l'obligeance qu'il a eue de nous l'indiquer, de nous éclairer
de ses avis, et de nous fournir des éléments pour ce travail.

Nous n'oublierons jamais les mois trop courts passés
à l'hôpital Beaujon dans son service et nous lui serons
toujours très reconnaissant des conseils qu'ils nous a

donnés aux lits des malades et des excellentes leçons qu'ils ne nous a jamais ménagées.

Nous considérons aussi qu'il est de notre devoir de remercier ceux qui furent nos maîtres dans les hôpitaux et c'est avec joie que nous tenons à nous acquitter de la dette de reconnaissance contractée envers eux. Les quelques lignes que nous leur consacrons ici, ne sont qu'un faible témoignage de la gratitude que nous leur gardons pour leur bienveillant et continuel enseignement.

C'est dans le service de M. le professeur Proust, à l'Hôtel-Dieu, que nous avons commencé nos études et c'est guidé par lui que nous avons acquis les premiers principes de l'art médical, nous l'en remercions sincèrement.

Nous n'oublierons jamais l'excellente année passée à l'hôpital Tenon, dans le service de M. le docteur Gérard-Marchant.

M le professeur agrégé Ribemont-Dessaigne, nous permettra de lui exprimer toute notre sincère reconnaissance pour ses excellentes leçons dont nous avons profité pendant les six mois passés à la Maternité de l'hôpital Beaujon.

Que M. le professeur agrégé Thoinot reçoive le témoignage de notre reconnaissance pour son bienveillant enseignement et pour tout l'intérêt qu'il a continué à nous porter.

Nous remercions sincèrement M. le docteur Moizard, pour l'excellente et fructueuse année passée dans son service, à l'hôpital des Enfants-Malades, pour ses conseils et pour le zèle qu'il nous a toujours prodigués afin de nous initier à la médecine infantile. Nous lui sommes aussi profondément reconnaissant de la sympathie qu'il a continué à nous témoigner.

Nous devons aussi de nombreux remerciements à M. Carton, interne des hôpitaux, qui a été assez aimable pour nous fournir des documents intéressant notre travail, et à notre excellent ami le docteur Collet de l'aide qu'il nous a donnée dans nos recherches.

Nous prions enfin M. le docteur Debove, doyen de la Faculté de médecine de Paris, d'accepter nos sincères remerciements pour l'honneur qu'il nous a fait en acceptant la présidence de notre thèse.

Nous n'entreprendrons pas ici de refaire l'historique de l'abcès sous-phrénique, nous renvoyons pour cela, aux thèses qui ont traité ce sujet depuis quelques années. De même, nous ne nous occuperons pas des nombreuses discussions auxquelles a donné lieu la dénomination de pyopneumothorax sous-phrénique créée par Leyden en 1879, ne voulant nous attacher dans ce travail qu'à une des terminaisons possibles de l'abcès sous-diaphragmatique : la *vomique*.

Les collections purulentes sous-diaphragmatiques n'ont aucune tendance à se terminer par résolution et si une voie n'est pas ouverte au pus, l'évacuation de ce liquide se fera soit par perforation des organes voisins, soit par une communication avec l'extérieur, au travers de la paroi abdominale. Cette terminaison est du reste fort rare, viennent ensuite par ordre croissant de fréquence, l'ouverture dans les diverses portions du tube digestif, dans les poumons et surtout dans les cavités pleurales.

Nous voyons que les complications pleuro-pulmonaires

sont fréquentes dans ces sortes d'affections et que l'inflammation des plèvres y tient le premier rang. Les lésions pulmonaires arrivent ensuite, soit seules soit accompagnées de pleurésies. Les collections purulentes intrapéritonéales ont en effet, beaucoup plus de tendance à s'ouvrir par en haut dans la cavité thoracique, qu'en bas dans la cavité abdominale. C'est donc seulement aux lésions pulmonaires indépendantes de l'inflammation pleurale, ou qui évoluent en même temps qu'elle, à celles qui ne sont pas secondaires à des pleurésies que nous nous sommes attaché dans ce travail. Celles-là ne sont pas très fréquentes et nous n'avons pu rassembler qu'une vingtaine d'observations dans lesquelles, après un travail ulcératif plus ou moins considérable, le pus de la cavité abdominale s'est frayé un chemin au travers du diaphragme, les plèvres diaphragmatiques adhérentes, et intimement unies à la base du poumon et au diaphragme, au travers du poumon lui-même, pour être ensuite rejeté sous forme de vomique par les bronches ulcérées ou détruites.

Cette terminaison par vomique, nous l'avons rencontrée signalée dans bien des travaux que nous avons consultés au sujet du pyopneumothorax sous-phrénique, mais presque toujours, les auteurs s'y attardent peu et beaucoup d'entre eux même, se contentent d'en faire mention sans y attacher d'importance, la regardant comme une terminaison plutôt favorable de l'abcès sous-phrénique. Or nous verrons plus loin. que telle ne semble pas être l'opinion qui découle de l'examen de ces cas que nous avons rassemblés et que loin de regarder la vomique comme une terminaison favorable et désirable, nous sommes conduit à la regarder comme une complication grave du plus mauvais pronostic, presque toujours mortelle.

Et pour cela, nous sommes amené à étudier l'état du diaphragme, l'état des plèvres et celui du poumon, parenchyme et bronches, ainsi que celui des vaisseaux lymphatiques, dans ces cas particuliers de suppuration sous-diaphragmatique.

Anatomie pathologique.

Diaphragme. — L'augmentation de volume de la cavité thoracique dans les mouvements respiratoires est produite en partie par le jeu du diaphragme, qui modifie sa
forme, soulève les côtes, s'élève et s'abaisse. Mais ces mouvements ascensionnel et de descente se font, à l'état normal,
dans des limites fort restreintes à cause des organes, foie,
poumons et cœur. Or, lorsqu'il y a un abcès sous-phrénique, le diaphragme peut être refoulé extrêmement haut
dans la cavité thoracique, repoussant devant lui les poumons et le cœur. C'est ainsi qu'on a vu sa convexité
atteindre le niveau de la quatrième et même de la troisième côte. Là, il est immobilisé, fréquemment maintenu
dans cette position par des adhérences pleurales à la paroi
thoracique et la respiration qui, chez l'homme est costo-
inférieure normalement, devient costo-supérieure. A l'ac-
tion mécanique exercée par les néo-membranes, il convient
d'ajouter l'influence paralysante de la douleur.

La face inférieure du diaphragme, qui fait partie de
la cavité purulente abdominale, offre le même aspect que

les autres parois de l'abcès : elle est ramollie, bourgeonnante, recouverte d'un enduit fibrino-purulent, sphacélée
par endroits et présente, vers l'orifice ou les orifices inférieurs, dans quelques cas, des fistules péritonéo-bronchi-
ques.

Le diaphragme, ainsi refoulé, fortement tendu est néces-
sairement comprimé en bas par la collection intra-périto-
néale, en haut par le poumon à l'étroit dans une cavité
rétrécie.

Cette compression sera un des facteurs qui vont amener
son altération, puis sa perforation ; le voisinage de la cavité purulente, produit par un contact direct et prolongé
l'inflammation du tissu musculaire et alors apparaissent
des points ramollis, sphacélés, gris foncé, qui seront bientôt
le siège des perforations du diaphragme.

Car « ces perforations du diaphragme ne sont peut-être
« jamais primitives, elles peuvent dépendre toujours de
« la maladie d'un organe voisin. C'est ainsi que des abcès
« du foie, de la rate, les épanchements péritonéaux cir-
« conscrits, les cancers de l'estomac sont les lésions qui
« produisent le plus communément l'ulcération et la per-
« foration du diaphragme. » (Grisolles, *Traité de pathologie interne*, t. II, p. 128.) La part qui revient à
chacun de ces deux facteurs est difficile à délimiter, d'autant plus que l'inflammation peut intéresser non seulement
les muqueuses mais aussi le tissu musculaire lui-même qui
est anémié, enflammé. Le diaphragme peut être considérablement aminci, réduit à une lame mince séparant les
cavités thoracique et purulente comme dans l'observation III. Les vaisseaux lymphatiques participent aussi à

l'inflammation ainsi que l'ont démontré des recherches histologiques, dans lesquelles les parois de ces vaisseaux ont été trouvées épaissies et où ceux-ci contenaient dans leur calibre, des caillots fibrino-purulents.

Généralement, la perforation du diaphragme est unique, cependant, nous voyons que dans les observations II, IV et XV, il y a deux orifices et que dans l'observation III ces orifices étaient au nombre de trois. Dans tous ces cas dont il est question, les perforations diaphragmatiques mettaient seulement en communication le poumon avec la cavité purulente. De plus, il est à remarquer que c'est presque toujours au point culminant de la voussure diaphragmatique que s'opère le processus ulcératif et que se fait l'orifice de communication avec les bronches.

Les dimensions de ces ulcérations sont des plus variables. Nous voyons dans l'observation VII qu'il est dit que l'air insufflé dans les poumons, s'échappait au travers du diaphragme par une ouverture du diamètre d'une tête d'épingle, tandis que dans l'observation XII, le muscle est perforé, détruit et qu'on ne trouve plus que des lambeaux noirâtres d'aspect gangréneux. Dans d'autres, l'orifice admettait l'introduction de l'index (obs. XVII); dans l'observation I la perforation avait un diamètre égal à celui d'une pièce de deux francs; dans l'observation IV, un des orifices, de forme ovale, avait une longueur de trois centimètres dans son plus grand diamètre; dans la dixième observation, l'orifice était circulaire et d'un diamètre de trois centimètres. Dans notre observation XX il avait la grosseur d'un crayon.

Les bords en sont irréguliers, déchiquetés (obs. IV et

XII) ou faits comme à l'emporte-pièce (obs. 1). Ils sont plus ou moins épais, plus ou moins infiltrés, plus ou moins amincis.

La perforation du diaphragme peut s'opérer lentement, insensiblement, les organes directement accolés s'ulcérant successivement, ou ceux-ci ayant subi l'influence mauvaise du voisinage se laissent déchirer dans un effort de toux.

S'il ne s'est pas formé d'adhérences entre les feuillets de la plèvre, de façon à unir intimement le diaphragme et la base du poumon correspondant, la poche se rompt dans la plèvre, mais si, sous l'influence de l'irritation produite par le voisinage de la collection sous-diaphragmatique, il se produit de la pleurite adhésive, un exsudat fibrineux, le poumon s'accole par sa base fortement et intimement au diaphragme. Désormais, la cavité pleurale est protégée et le pus se fait jour à l'extérieur, en passant par le poumon.

Poumon : Le poumon, généralement comprimé, ratatiné, refoulé en haut et en arrière contre la colonne vertébrale, par le diaphragme, n'occupe plus qu'un espace restreint. Comme nous l'avons dit plus haut, il est intimement accolé au diaphragme et il se développe une véritable pneumonie de la base, circonscrite habituellement à la région voisine de la portion adhérente, où souvent alors, le diaphragme est déjà perforé.

Cette pneumonie arrive à la période de suppuration où le poumon baigné par le pus, si l'ouverture diaphragmatique est trop étroite pour permettre à la cavité de se vider, s'enflamme, le tissu suppure, se nécrose, il se forme une véritable caverne qui peut avoir les dimensions les plus

variables. Dans l'observation I, il est dit que « tout le
« lobe inférieur du poumon gauche est rempli de petites
« masses blanchâtres, contenant une matière molle, pul-
« tacée, assez analogue à de la matière tuberculeuse ; tou-
« tes ces petites masses sont contiguës les unes aux
« autres, de manière à former une espèce de masse homo-
« gène, qui se déchire avec la plus grande facilité. Toute-
« fois, entre ces petites masses blanchâtres, on en trouve
« d'un peu plus volumineuses, d'une couleur plus foncée
« qui contiennent évidemment du sang épanché... » ; c'est
à la face inférieure de la base que l'on trouve une ouverture qui communique avec la partie du poumon ci-dessus
décrite.

L'analyse microscopique du poumon malade a été faite
par M. Robin, qui n'a point trouvé de matière tuberculeuse, mais du pus et des détritus de matières alimentaires.
Il n'a été trouvé de tuberculose dans aucun des deux poumons.

Dans l'observation X, il y a dans le poumon gauche,
« un vaste foyer gangréneux de teinte gris noirâtre, cons-
« titué par un détritus mou, d'odeur fétide, sillonné de
« brides lâches, occupant la moitié inférieure du lobe infé-
« rieur ; en arrière la gangrène a envahi le tissu pulmo-
« naire jusqu'à la surface... »

Entre ces deux extrêmes, nous trouvons tous les inter-
médiaires en nombre et en volume. Dans le cas d'Hilton-
Fagge (obs. II), il y avait plusieurs foyers purulents intrapulmonaires. Chez le malade de Pasturaud, le poumon
était induré et son tissu présentait tous les caractères de
l'hépatisation rouge. Dans l'observation de Rendu, on

pouvait introduire les doigts dans le poumon au travers
de deux orifices du diaphragme, « ils étaient alors logés
« dans deux espèces de cavernes étroites et allongées, où
« viennent s'ouvrir quelques grosses bronches. » Dans le
cas de Pfuhl (obs. VII) le parenchyme pulmonaire présentait une zone de tissu nécrosé de quatre millimètres de
diamètre. Dans l'observation XII, il est dit que peu à peu,
le poumon s'est hépatisé et détruit et qu'il en résulte une
large communication de l'abcès avec les bronches. Chez le
malade de Neusser (obs. XV), l'une des perforations don-
nait dans le parenchyme pulmonaire de la base droite.
Chez celui Le Noir (obs. XVII) le poumon gauche présentant une vaste excavation ; une partie du tissu pulmonaire
était adhérente à la plèvre pariétale et aux côtes, les parois
étaient gangrénées et irrégulières. Une grosse bronche
s'ouvrait dans cette cavité. Dans le cas de M. Monod
(obs. XVIII), il y avait une vaste poche occupant à la
fois la plèvre et la base du poumon. Dans notre observation, on trouvait à la coupe du lobe inférieur du
poumon gauche, une zone gangrénée, diffuse, constituée
par une bouillie noirâtre avec une petite caverne au centre, communiquant d'une part avec la perforation du diaphragme, d'autre part avec une bronche. De plus il y
avait dans les deux poumons des lésions de bronchopneumonie généralisée.

La communication entre la collection purulente et le
poumon, peut être directe ou se faire par l'intermédiaire
d'un trajet fistuleux plus ou moins long ; dans ce cas, les
parois pulmonaires de cette fistule sont infiltrées de pus et
présentent en outre des zones de gangrène (cas de Leyden,

CAUDERAY   2

obs. IX.) Dans ces régions gangrénées, dans ces cavernes, s'ouvrent les bronches d'un diamètre variable, selon le point où la lésion est située. Elles sont remplies de liquide purulent mélangé à du sang.

La fistule péritonéo-bronchique constituée, c'est par cette voie que le liquide de la collection sous-diaphragmatique va s'écouler et le malade va rejeter « comme dans une vomique » une quantité de pus, plus ou moins considérable.

C'est généralement en voulant absorber quelque liquide ou aliment que le malade est pris d'un accès brusque de toux et que la vomique a lieu, ou bien c'est en faisant un effort pour changer de position que la vomique survient. Quelquefois sans cause appréciable.

Dans le cas de Bouley, l'expulsion d'une matière de fétidité extrême avait lieu plutôt par une espèce de sputation que par vomissements. De même, dans l'observation XII, il n'y eut pas de vomique proprement dite. Le liquide expectoré par ce malade contenait des fausses membranes jaunâtres dans une grande quantité de liquide aqueux semblable à de la « lavure de chair », à odeur gangréneuse, fécaloïde. Chez d'autres, il a été retrouvé des débris alimentaires dans le liquide rejeté. Dans l'observation III, cas de Pasturaud, le malade a d'abord rendu par expectoration et presque tout d'un coup, une grande quantité de mucus mélangé de pus et en a rempli deux crachoirs, puis les jours suivants, ce sont de véritables vomiques, d'odeur désagréable, alliacée ; neuf jours après, les crachats ont une odeur infecte de sphacèle. Dans l'observation IX de Leyden, le malade vomit avec accès de suffocation, une grande quantité de pus crémeux, fétide, sanguinolent. C'est en prenant une potion que le malade du professeur Bernheim (obs. X) eut un accès de toux suivi d'une vomique d'environ 200 grammes d'un liquide sanguinolent contenant du pus. C'est aussi après une quinte de toux extrêmement violente que le malade de M. Monod (obs. XIII), crache et vomit du pus en abondance : 400 grammes de dix heures à midi la première fois ; puis les jours suivants, nouvelles vomiques aussi abondantes de pus fétide.

Chez notre malade, il y a d'abord crachement par petites quantités, de matière purulente, grisâtre, d'odeur très fétide, ressemblant à l'expectoration de gangrène pulmonaire.

L'haleine aussi était fétide. Le jour suivant il eut une vomique plus abondante.

Quant au liquide rejeté, il est toujours de même nature que celui qui est retrouvé dans la collection sous-diaphragmatique, sanguinolent, d'odeur fétide.

L'examen du pus rejeté par le malade de M. Picqué (obs. XIX), fournit des cultures pures de coli-bacilles. Chez notre malade, il ne fut pas fait d'examen bactériologique du pus vomi, et celui qui fut récolté à l'autopsie contenait un grand nombre de variétés de bacilles et de cocci sans prédominance d'un de ces germes.

Comme nous venons de le voir, la quantité de liquide rejetée par les bronches est de volume fort variable, du reste il peut se trouver que la communication péritonéo-bronchique ne soit pas assez large pour permettre à une vomique de se produire réellement et laisser la cavité abdominale se débarrasser complètement de son contenu.

A quelle époque de la maladie apparait la vomique ? Nous pensons qu'il sera plus facile de s'en rendre compte en mettant sous les yeux du lecteur un tableau d'ensemble des observations que nous avons pu rassembler.

NOTE *concernant le tableau synoptique de la page suivante.*

Nous avons supprimé de ce tableau les observations VII (de Pfuhl) où il n'y eut pas de vomique, quoique la fistule péritonéo-bronchique fût constituée, et VIII et XI qui ne contenaient pas les détails nécessaires.

Les numéros 21, 22, 23 et 24 ne figurent pas dans les observations de cette thèse, nous ne les avons trouvés que cités dans différents auteurs.

N°s des Obser.	Auteurs	Nombre de jours écoulés entre le début de la maladie et la vomique	Nombre de jours écoulés entre la vomique et la guéris.	Nombre de jours écoulés entre la vomique et la mort
1	Bouley.	10 jours.		4 jours.
2	Hilton-Fagge.	3 mois.		4 mois et 25 jours.
3	Pasturaud.	1 mois.		14 jours.
4	Rendu.	13 mois environ.		1 mois et 16 jours.
5	Waters.	6 mois environ.		20 jours.
6	--	4 mois environ.		7 jours.
9	Leyden.	2 mois et 6 jours.		14 jours.
10	Bernheim.	15 jours.		3 jours.
12	Chavannis.	4 mois 1/2.		12 jours.
13	Rendu.	4 mois.	1 mois 1/2.	
14	Starck.	13 jours.	5 mois.	
15	Neusser.	9 mois.		1 jour.
16	Gerhardt.	25 jours.	convalescence longue.	
17	Le Noir.	malade depuis longtemps.		2 mois.
18	Monod.	7 mois environ.		4 jours.
20	*Personnelle.*	23 mois environ.		2 jours.
21	Patsch.	21 jours.	45 jours.	
22	Nowack.	5 semaines.	4 mois.	
23	Bamberger.			56 jours.
24	Jahrbucher.		guérison.	

Comme on le voit, l'époque d'apparition de la vomique est des plus variables, elle survient de quelques jours à plus d'un an après le début de la maladie et la notion du temps ne pourra entrer pour rien dans la prévision de cette vomique.

Quant à sa durée, elle est aussi indéterminée, les malades ont une ou plusieurs vomiques, plus ou moins espacées, plus ou moins abondantes, dépendant de l'état des organes malades, du volume des collections à vider, de la grandeur de l'orifice d'évacuation et de la cause du mal qui est ou n'est pas détruite.

Le pus après s'être ainsi ouvert une voie vers l'extérieur, par les bronches, quelle sera la situation du malade ? Sur les vingt cas que nous avons pu recueillir, la mort a suivi la vomique quinze fois et cela à une échéance plus ou moins brève. Un jour après dans l'observation XV, deux jours après dans l'observation XX, trois jours, dans le cas de Bernheim, quatre dans celui de Bouley ; puis de une à plusieurs semaines dans les autres cas et jusqu'à près de cinq mois, dans l'observation II, de Hilton-Fagge.

Trois autres des malades ont guéri, dans un temps qui a varié de six semaines à quatre et cinq mois.

A ces vingt observations nous devons ajouter quatre cas signalés dans le travail de Sachs (*Der subphrenische Abcess im Anschluss an die perityphlitische und perinephritische Eiterung*), et non rapportés ici. Dans ces quatre cas, il y eut perforation du poumon et trois malades guérirent ; le quatrième, cas de Bamberger, mourut cinquante-six jours après la vomique. A ajouter aussi le

cas de Nowach terminé par guérison et celui de Iahrbücher, qui eut la même suite.

Nous devons donc enregistrer neuf guérisons spontanées sur les vingt-six cas de notre travail, ce qui fait
une proportion de 34,61 0/0 de guérison ; cependant
nous pensons devoir faire remarquer que dans l'observation XIII, avant l'apparition de la vomique, M. Rendu
avait déjà pratiqué à travers la paroi abdominale une
large ouverture à la collection purulente. Dans le travail
de Sachs, où il y a beaucoup moins de cas de rassemblés,
la proportion des guérisons à la suite de vomiques, inférieure à la nôtre, n'est que de 28,5 0/0.

La formation de la fistule péritonéo-bronchique ne peut
donc pas être regardée, ainsi que le faisait Leyden, comme
étant incompatible avec l'existence. Mais doit-on, après
ces constatations, regarder l'apparition de la vomique
comme plutôt favorable ? Nous ne le pensons pas. Certes,
lorsque le chirurgien n'osait pas intervenir, il était bien
évident que l'évacuation de la cavité purulente à l'extérieur ne pouvait être regardée que comme favorable,
attendu que c'était l'unique chance qu'avait le malade
de se soustraire à l'intoxication et de pouvoir se guérir.
Mais maintenant que, grâce à l'antisepsie et à l'asepsie,
l'ouverture des grandes séreuses est passée dans la pratique chirurgicale courante, nous ne devons plus regarder la vomique que comme une complication fâcheuse,
fort grave et autant qu'il sera possible, à éviter. Elle
est d'autant plus grave que nous connnaissons l'état des
organes lésés et que cette ouverture dans les voies aériennes
est une porte ouverte aux infections secondaires.

Mais peut-on la prévoir ? S'annonce-t-elle par des
signes qui permettent de la soupçonner ? Nous allons
tâcher de répondre à ces questions.

Si nous passons en revue les observations de ce travail, nous verrons que presque toujours dans les quelques
jours qui ont précédé la vomique, le malade s'est plaint
de douleurs plus aiguës qu'avant et toujours au niveau
de l'épaule correspondant à la collection sous-diaphragmatique, douleurs qui peuvent arriver à rendre tout
repos impossible. Elles n'ont rien d'articulaire et semblent plutôt être d'ordre névralgique. Elles sont aussi
presque toujours accompagnées d'une élévation de la
température.

De plus, la respiration devient fréquente, anxieuse, et
s'il existait déjà de la dyspnée, celle-ci augmente alors.
Nous devons encore mentionner les bourdonnements
d'oreille signalés dans l'obs. III.

Mais un des signes importants et qui manque rarement,
c'est l'expectoration qui précède de quelques jours ou de
quelques heures seulement l'ouverture spontanée du pyopneumothorax sous-phrénique dans les bronches. Les
crachats muco-purulents, d'odeur déjà repoussante, sont
rosés, sanglants, rarement hémorrhagiques, car les hémop-
tysies dans ce cas sont exceptionnelles. En même temps,
l'haleine devient extrêmement fétide.

A l'auscultation, on peut trouver mais non toujours,
des signes de pleuro-pneumonie, frottements, râles de congestion suivis de souffle, ou bien seulement des râles sibilants, humides, de la bronchite. D'autres fois, on trouve
du souffle amphorique, du gargouillement et on peut pro-

voquer le bruit de succussion, tous signes d'une vaste excavation (obs. XVII). Dans d'autres cas au contraire, on ne
trouve rien à l'auscultation et aucun signes téthoscopique
ne peut faire présumer la migration du pus à travers le
diaphragme. Le malade ausculté avec le plus grand soin
les jours qui précèdent, on ne constate aucune modification des bruits respiratoires.

Dans les observations que nous avons recueillies, seize
se rapportent à des hommes et cinq à des femmes ; nous
n'en avons rencontré aucun exemple chez des enfants,
Treize fois, la fistule péritonéo-bronchique siégeait à droite,
cinq fois à gauche.

Peut-il exister un traitement de la vomique ? Non, ce
qu'il faut c'est autant que possible l'éviter et pour cela il
est nécessaire de donner une issue au pus et c'est là que
l'intervention chirurgicale s'impose. Telle était déjà l'opinion de MM. Debove et Rémond en 1890. Nous lisons en
effet, dans la conclusion de leur mémoire, où ils relatent
la guérison de leur malade, premier cas où cette guérison
ait été alors observée, que « cette guérison deviendra
« moins exceptionnelle si on arrive à diagnostiquer le mal
« à une période qui ne soit pas trop avancée, et si le dia-
« gnostie fait, on intervient hardiment en permettant
« l'évacuation du pus par une large incision. » Et les
« statistiques récentes leur ont donné raison. Celle de
Lang entre autres, donne 47,9 0/0 de guérisons après
l'intervention et seulement 12,3 0/0 dans le cas contraire.
Telle est aussi, fortifiée par la pratique, l'opinion des

chirurgiens en ces dernières années. M. le docteur Lejars dans un travail récent écrit : « On ne saurait discuter « longuement la formule thérapeutique qui convient seule « aux suppurations de la zone sous-phrénique, il faut les « ouvrir le plus tôt possible et les drainer ». Et plus loin en terminant, après avoir fait connaître la technique opératoire : « Quels qu'en soient les variétés et le siège, « les suppurations de la zone sous-phrénique sont donc « toujours accessibles ; elles sont de plus curables, en dehors « de quelques formes exceptionnelles, si on intervient à « temps ; on peut en conclure que le sort du malade dépend « d'un diagnostic posé de bonne heure, confirmé par les « diverses méthodes d'exploration et immédiatement suivi « de l'opération nécessaire. »

Observations.

Observation I

(Bouley, *Bulletin de la Société anatomique de Paris*, 1852.)

*Perforation de l'estomac, perforation du diaphragme,
abcès du poumon.*

Au numéro 22 de la salle Saint-Lazare (Hôtel-Dieu), est couché le nommé Lescrit François, marinier, âgé de 45 ans. Cet homme, d'une taille ordinaire, jouissait autrefois d'une bonne santé qu'il a détériorée par les excès de boisson ; en effet, il évalue à 4 ou 5 litres ce qu'il buvait à jeun chaque matin, soit de vin blanc, soit d'eau-de-vie ; il continuait ainsi pendant le reste de la journée, sans se rendre compte de la quantité et ne mangeait presque pas.

Il y a environ trois ans, de retour à Paris, après avoir été faire les vendanges, où il but encore plus que de coutume, il fut pris d'un ictère et transporté à l'hôpital.

Il éprouvait des douleurs dans tout l'abdomen ; il eut, pendant son séjour à l'hôpital, des vomissements de sang dont il évalue la quantité à environ trois bassins ; ce sang, dit-il, était d'un rouge brun. Il avait de la constipation habituelle.

Après être resté trente-six jours à l'hôpital, il en sortit dans un état de faiblesse extrême. Cependant il put reprendre ses travaux ; il prenait peu de nourriture ; le commencement de la digestion n'était pas pénible, mais quelques heures après le repas il ressentait dans l'abdomen, et surtout dans l'épigastre, des douleurs très vives. Il fit usage de lait sucré qu'il prenait en assez grande quantité ; il voulut plusieurs fois s'astreindre à suivre un régime, mais au bout de quelques jours, ses vieilles habitudes reprenaient le dessus.

Plusieurs fois il fut forcé d'entrer à l'hôpital toujours pour des douleurs très vives dans l'abdomen. Pendant tout ce temps, il a vomi plusieurs fois du sang noir qu'il compare à de l'encre ou du marc de café. A la suite de nouveaux excès, le 13 janvier 1852, il fut pris subitement de douleurs très violentes dans l'abdomen qui nécessitèrent son transport à l'hôpital. Nous l'avons trouvé dans l'état suivant : face profondément altérée, amaigrissement considérable de tout le corps, teinte jaunâtre de la peau qui est terreuse, décubitus latéral gauche, flexion des membres inférieurs sur l'abdomen ; on éprouve la plus grande difficulté et on cause des douleurs très vives au malade quand on veut le faire changer de position. Les muscles de la paroi abdominale antérieure sont énergiquement contractés, d'une contracture comme tétanique, le ventre est aplati, dur ; cette contraction permanente des muscles empêche d'exercer la palpation de l'abdomen avec fruit ; la percussion, douloureuse elle-même, permet de constater la présence du foie, jusqu'à deux travers de doigt environ, au-dessous du bord inférieur des côtes. En outre, elle permet de reconnaître la présence d'une tumeur d'une matité moins considérable que celle du foie, dans l'hypochondre gauche ; cependant il est impossible d'assigner de limite à cette tumeur.

Perte complète de l'appétit, soif vive, langue sèche et blanchâtre, constipation opiniâtre ; limonade, bains, cataplasmes émollients, diète.

22 janvier. — L'état du malade est le même que lors de son entrée à l'hôpital, la contraction des muscles de l'abdomen,

malgré l'administration d'un bain chaque jour et de 30 grammes d'huile de ricin, persiste dans toute son intensité.

Le malade se plaint, plus vivement qu'il ne le faisait à son entrée, d'une douleur excessivement vive, siégeant profondément à la partie externe du côté gauche de la poitrine, au niveau de la huitième côte ; c'est à la présence de cette douleur que le malade attribue son décubitus et l'impossibilité où il se trouve de le changer, pour qu'on puisse examiner la poitrine avec soin. Les crachats peu abondants n'ont rien de particulier ; le pouls est comme à son entrée, petit, dur, sans fréquence.

26 janvier. — L'état général du malade s'est aggravé ; hier soir il a été pris de *vomissements d'une matière ressemblant à du pus de mauvaise nature battu avec l'eau et d'une fétidité extrême.* L'expulsion de ce liquide n'a pas lieu par un véritable vomissement, mais plutôt par une espèce de sputation ; il est accablé par la douleur, la parole est lente, presque éteinte ; gémissements continuels ; mouvements impossibles ; pouls petit, fréquent, face hippocratique. Potion laudanisée, trente gouttes.

28 janvier. — Les vomissements de matière sanieuse se sont arrêtés, mais l'affaiblissement est de plus en plus grand. Cet état persiste encore pendant la journée du 29, époque à laquelle les *vomissements reparaissent et continuent jusqu'au 30 au matin,* où le malade meurt subitement.

Autopsie. — L'autopsie est faite trente heures après la mort. Rigidité cadavérique assez prononcée ; amaigrissement considérable du sujet ; pas de traces de putréfaction, si ce n'est en un point placé à quelques centimètres au-dessus de l'ombilic où l'on voit une plaque verdâtre de la grandeur d'une pièce de cinq francs.

La paroi abdominale antérieure adhère fortement à quelques centimètres au-dessus de l'ombilic aux parties sous-jacentes. En disséquant avec soin cette paroi abdominale, on tombe au niveau de la plaque verdâtre déjà mentionnée, dans une cavité ayant pour paroi antérieure la face postérieure de la paroi

antérieure de l'abdomen et pour paroi postérieure, la face antérieure de l'estomac. Cette cavité, parfaitement close de toutes
parts, ayant des parois d'une assez grande épaisseur, contient
un pus verdâtre bien lié. Cet abcès dont la capacité est celle
d'un œuf de poule environ, répond par son extrémité supérieure à l'intervalle qui sépare le lobe droit du lobe gauche du
foie ; dans toute la cavité abdominale placée au-dessus de
l'ombilic, on trouve des adhérences intimes des parois avec les
viscères qu'elles renferment.

Le foie très volumineux et dont le bord tranchant descend
environ à trois travers de doigt au-dessous du bord inférieur
des côtes, ne présente pas d'altération, il en est de même de la
vésicule biliaire.

En arrière du lobe gauche du foie, on trouve une cavité
limitée, en avant par la face postérieure de ce lobe gauche, en
arrière par une partie de la face antérieure de l'estomac ; en
haut par des adhérences intimes entre le bord concave de
l'estomac et le lobe gauche. En bas, il existe entre l'estomac et
le bord inférieur du foie, des adhérences moins intimes que les
précédentes. Cette poche est limitée en outre, en dehors par
des adhérences entre le foie, l'estomac et la rate, et en dedans
par l'épiploon gastro-hépatique ; à la partie interne et supérieure de cette poche, on remarque une large ouverture ayant
environ six à sept centimètres de diamètre, à bords irréguliers,
déchiquetés, conservant leur couleur et leur consistance normale ; cette ouverture fait communiquer la cavité précédemment décrite avec l'estomac, près de son orifice pylorique.

L'estomac incisé par sa face postérieure, présente un volume
ordinaire, sa muqueuse n'est le siège d'aucune altération ; il
contient un liquide noirâtre d'une fétidité extrême, qui est le
même que celui contenu dans la cavité qui communique avec
ce viscère.

Dans la partie inférieure de l'œsophage, au-dessous du
cardia, on remarque des taches roussâtres et noires disposées
sous forme de mâchures.

La rate, très peu volumineuse est couverte d'un enduit pul-
peux d'un gris sale ; elle est contenue dans une poche considérable, dont les parois ont plusieurs millimètres d'épaisseur
et qui adhère de toutes parts aux organes environnants. Les
parois de cette poche sont flasques et ne contiennent que peu
de liquide sanieux.

Les intestins peu volumineux ne présentent aucune altération.

La cavité thoracique gauche contient une grande quantité de
liquide semblable à de la suie délayée et le même que celui que
nous avons trouvé dans l'estomac.

Tout le lobe inférieur du poumon gauche est rempli de petites
masses blanchâtres, contenant une matière molle pultacée,
assez analogue à de la matière tuberculeuse ; toutes ces
petites masses sont contiguës les unes aux autres de manière à
former une espèce de masse homogène, qui se déchire avec la
plus grande facilité. Toutefois entre ces petites masses blanchâtres, on en trouve d'un peu plus volumineuses, d'une couleur plus foncée, qui contiennent évidemment du sang épanché ;
à la face inférieure du lobe inférieur du poumon gauche qui
alhère intimement avec le diaphragme, on trouve *une ouverture* du diamètre d'une pièce de deux francs environ, faite
comme par un emporte-pièce ; supérieurement, cette ouverture
communique avec la partie du poumon précédemment décrite ;
inférieurement, elle doit pénétrer dans la cavité abdominale à
travers le diaphragme qui adhère au poumon ; mais malgré les
recherches les plus minutieuses, je n'ai pu parvenir à trouver
ce point de communication ; il est vrai de dire, qu'en raison
des adhérences intimes du diaphragme avec les viscères abdo-
minaux et de ces viscères entre eux, les difficultés les plus
grandes ont entouré l'ablation de ces pièces et leur examen.

On a recherché avec le plus grand soin si dans d'autres
points du poumon on ne rencontrait pas de tuberculose. Rien
de semblable n'a été constaté. Le poumon droit était parfaitement sain ; le poumon gauche outre l'altération signalée, pré-

sentait un engouement dans sa face postéro-externe, dû certai-
nement au décubitus prolongé du malade sur ce côté.

Le péricarde contenait un peu de sérosité citrine. Sur la face
externe du ventricule droit existait une plaque blanchâtre ayant
environ 6 centimètres de long sur 4 de large.

OBSERVATION II

(Hilton Fagge) Résumée.

*Abcès péritonéal sous-diaphragmatique, s'ouvrant dans
les poumons et dans la cavité pleurale.*

W... T..., 38 ans, entré le 13 février 1868, salle Stéphen. Depuis trois mois, mauvaises digestions, douleurs dans la poitrine, dans le dos entre les épaules ; quelques vomissements le
matin. Trois jours avant son entrée en remuant un lit, subitement douleurs violentes dans l'abdomen avec crampes, le malade se roule par terre et *vomit des matières gris verdâtre.*

Au moment de l'entrée à l'hôpital, soif vive, urines très colorées contenant un peu d'albumine ; *vomissements* : douleur
toujours très vive augmentée par la pression, se localisant
bientôt à la courbure hépatique du colon et s'étendant jusqu'à la région lombaire en arrière. Selles régulières.

22 février. — A la suite d'une inspiration profonde, douleur
vague dans le dos au-dessous de l'épaule droite. Un peu de matité à la base du poumon droit, un peu d'épanchement pleural.
Le malade va mieux jusqu'au 3 juillet, le murmure vésiculaire
revient à la base du poumon.

4 Juillet. — Plusieurs douleurs la nuit, sueurs profuses le
matin. P. 95. Haleine nauséabonde, foie descendu, clapotement à la succussion, à la base droite.

6 juillet. — P. 100. R. 36, difficile. Douleur. Le malade va
plus mal ; cet état persiste jusqu'au 14 : le malade meurt tout
d'un coup.

Autopsie. — En enfonçant un trocart dans la poitrine, du gaz putride s'échappe en faible quantité ; puis écoulement de trois pintes et demie de liquide puriforme grisâtre, issu de la cavité pleurale droite. Sur la plèvre, fausses membranes opaques, adhérentes, de l'épaisseur d'un demi-pouce.

Au-dessous du diaphragme, grand abcès, refoulant le lobe droit du foie qui est concave, et communiquant à travers *deux* perforations du diaphragme avec la plèvre et des foyers purulents intrapulmonaires.

OBSERVATION III

Abcès péritonéal développé entre le foie et le diaphragme. Ouverture de cet abcès dans le poumon droit. Évacuation par les bronches. Autopsie, par M. Pasturaud.

Le nommé D... Jean, âgé de 34 ans, coiffeur, entre le 28 janvier 1874 (service de M. Empis), à l'hôpital de la Charité.

Cet homme d'une constitution un peu faible, n'a eu, avant la maladie qui l'amène à l'hôpital, qu'une attaque de rhumatisme en 1859 et la syphilis en 1864. Il n'a jamais toussé ni craché et avait généralement un très bon appétit.

Son père est mort d'une affection abdominale qui s'est compliquée d'ascite et qui a duré très longtemps; sa mère vit encore et a toujours eu une bonne santé.

Au mois de septembre 1868, il a été pris subitement d'une douleur dans le côté gauche ; il a consulté un médecin qui s'est contenté de lui faire appliquer un emplâtre de thapsia au point douloureux. Jamais depuis cette époque, cette douleur n'a disparu complètement ; en même temps, il vit son appétit diminuer, sans éprouver cependant de troubles digestifs, ni vomissements, ni diarrhée.

Ce mauvais état de santé existait encore en 1870 au moment de la guerre ; le malade n'en prit pas moins un engagement dans l'armée active, mais il fut bientôt obligé d'entrer à l'ambulance à Bourges ; il avait éprouvé une recrudescence dans ses douleurs qui existaient toujours du côté gauche et il était dans l'impossibilité de faire son service. De l'ambulance, il fut dirigé sur Nice pour achever sa convalescence. C'est là qu'au mois d'octobre 1870, il a commencé à vomir ses aliments, tantôt immédiatement après leur ingestion, tantôt deux ou trois heures après. Il n'a jamais vomi de matières noires, ni de sang pur et les selles qui sont habituellement rares, n'ont jamais présenté cette coloration.

Depuis le mois d'octobre 1870 jusqu'au 22 septembre 1873, époque à laquelle il est entré dans le service de M. Béhier, les vomissements n'ont pas cessé. Il est resté à l'Hôtel-Dieu, jusqu'au 29 décembre et a été traité successivement par les vésicatoires à l'épigastre, des pointes de feu dans la même région et de la pepsine à l'intérieur. A la suite de cette médication, il s'est trouvé soulagé, les vomissements avaient disparu et les douleurs avaient diminué. Cette amélioration s'est maintenue jusqu'au 26 janvier 1874.

Ce jour-là, il a été pris subitement d'une douleur très vive dans le côté droit, à peu près au niveau du huitième espace intercostal ; cette douleur s'est accompagnée au début d'un frisson violent, suivi de fièvre, mais il n'a pas eu de vomissements.

Le 28 janvier, il entre à la Charité.

L'amaigrissement est considérable, les muscles sont flasques ; la face est tirée et a une teinte terreuse mais ne présente pas l'aspect habituel de la cachexie cancéreuse.

L'examen du ventre ne fait pas découvrir de grandes déformations, c'est à peine si l'épigastre paraît un peu soulevé et il n'y a ni ballonnement ni aplatissement du ventre. Les parois abdominales sont très souples, on sent seulement par la palpation, au niveau du creux épigastrique, une tumeur assez considérable, de consistance élastique, ne présentant pas de limites bien nettes. En ce point, la pression est très douloureuse ; il en est de même, du reste, de la région hépatique, où s'est montrée brusquement la douleur qui amène le malade à l'hôpital et de la région splénique qui n'est plus le siège de douleurs spontanées.

En déprimant la paroi abdominale au-dessous des fausses côtes et à droite, on ne sent aucune tumeur, le rebord inférieur du foie est à peine saillant. Le malade n'a jamais eu d'ictère, ni même de teinte jaune sur les sclérotiques. La percussion de l'abdomen et de la base du thorax permet de constater une matité considérable qui est limitée de la manière suivante :

Du côté droit le foie remonte jusqu'à un centimètre et demi, au-dessous du mamelon et la matité, suivant une ligne verticale, descend sur une étendue de 13 centimètres. Sur la ligne médiane, elle commence à 4 centimètres au-dessous de l'ombilic et remonte sur une longueur de 11 centimètres. A gauche, suivant une ligne verticale passant par le mamelon, elle occupe une étendue de 8 centimètres, à partir d'un point situé à 6 centimètres au-dessous du mamelon ; puis elle se continue avec la matité, de la rate à gauche et du cœur à la partie supérieure. On délimite ainsi par la percussion une ceinture de matité qui occupe la base du thorax et qui semble remonter lorsque le malade est assis.

L'auscultation du cœur ne fait percevoir aucuns bruits anormaux, les battements sont seulement un peu sourds.

La percussion et l'auscultation de la poitrine ne dénotent aucune modification dans le murmure respiratoire. L'appétit est faible, les selles sont régulières et non diarrhéiques ; il existe plutôt une tendance à la constipation. Le malade ne vomit plus ; les douleurs du côté droit sont tellement violentes, qu'il prend toutes sortes de positions pour trouver du soulagement et il peut à peine dormir.

4 février. — L'état général est de plus en plus mauvais ; l'appétit a presque disparu et depuis trois à quatre jours, il est pris de frissons peu intenses vers une heure de l'après-midi. Il souffre toujours beaucoup dans le côté droit.

6 février. — M. Empis, pensant qu'il pourrait bien exister là un kyste du lobe gauche du foie, se décide à faire une ponction exploratrice. Cette ponction est faite en deux points différents, dans le creux épigastrique, au moyen du trocart capillaire de l'aspirateur Dieulafoy. Il ne sort que du sang. Le soir, le malade ne souffre pas davantage, les deux piqûres n'ont été suivies d'aucun accident ; l'accès de fièvre quotidien est venu seulement un peu plus tôt que d'habitude, vers midi et demi.

9 février. — Le malade se plaint d'une douleur dans l'épaule droite. Cette douleur qui l'empêche de dormir est tout à fait extra-articulaire et paraît devoir être rattachée à une névralgie comme on en rencontre dans les affections du foie ou dans la pleurésie diaphragmatique. Elle existait avant la ponction exploratrice et elle a seulement augmenté depuis deux jours.

15 février. — La douleur persiste et elle est devenue tellement violente que la malade ne peut plus prendre un instant de repos. Il se plaint aussi de bourdonnements d'oreilles et de diarrhée depuis quatre jours. On lui fait le soir une injection de morphine.

20 février. — Les accès de fièvre reviennent toujours à la même heure et débutent par un petit frisson suivi de sueurs assez abondantes. Soir : P. 112 ; T. axillaire 40° 2.

21 février. — *Le malade a rendu par expectoration pendant la nuit et presque tout d'un coup une grande quantité de mucus mélangé de pus.* Il a rempli ainsi un ou deux crachoirs. Depuis il a une difficulté assez grande pour respirer et on entend à la base de la poitrine du côté droit, un souffle tubaire assez manifeste. La tumeur semble avoir augmenté. T. 37°.6. *Le soir les crachats sont franchements purulents et très abondants.* On entend toujours le même souffle à la base de la poitrine. Temp. 38° 4.

22 février. — Le malade est toujours dans le même état, il respire difficilement et *crache beaucoup.* Le pouls est filiforme et marque 100 pulsations, T. : 37° ; soir : 39°.

23 février. — *Il a craché du pus en très grande quantité. Ce sont de véritables vomiques.* Ces crachats ont une odeur infecte, alliacée, analogue à celle que l'on observe dans l'hydro-pneumothorax.

A la base du poumon droit et dans toute la région du foie, en avant comme en arrière, on entend un souffle amphorique très manifeste, avec tintement métallique. Un peu au-dessus, vers le milieu du poumon, on perçoit un souffle tubaire très net. En même temps, ou trouve à la percussion une sonorité exagérée dans toute la région hépatique T. : 38°.

Il ne paraît plus douteux qu'on ait affaire soit à un kyste suppuré, soit à un abcès ouvert dans les bronches à travers le diaphragme. Le souffle amphorique montre assez nettement qu'il existe au niveau du foie une cavité considérable, en communication avec l'air extérieur et le souffle tubaire est produit probablement par l'inflammation du tissu pulmonaire autour du trajet fistuleux qui réunit aux bronches la poche de l'abcès. M. Empis est plutôt disposé à croire à l'existence d'un kyste hydatique suppuré, car le pus ne présente aucun des caractères des abcès du foie ; on ne trouve cependant pas de crochets dans la matière de l'expectoration. Le soir la dyspnée a augmenté ; *l'expectoration est toujours abondante.* P. : 112 ; T. : 39°4.

24 février. — Le malade est dans le même état. T. : 38°2. On ordonne une potion avec 4 grammes d'extrait de quinquina. T. : 40°.

25 février. — On entend toujours les mêmes bruits à l'auscultation, mais on ne réussit pas à produire le bruit de succussion hippocratique. T. : 38°6 ; soir, T : 39°.

26 février. — La dyspnée augmente, le malade est obligé de se tenir assis. L'appétit a complètement disparu ; la diarrhée est considérable et l'amaigrissement augmente rapidement. T. : 37°8 ; soir : 39°6.

27 février. — T. : 38°2 ; soir : 39°.

28 février. — T. : 38°6 ; soir : 39°6.

1er mars. — Le malade s'affaiblit de plus en plus. On entend toujours, dans la région hépatique, le souffle amphorique. M. Empis parvient même à produire une fois le bruit de flot. T. : 38°2 ; soir : 39°2.

2 mars. — L'oppression a encore augmenté, c'est à peine si le malade peut parler. *Les crachats ont une odeur infecte de sphacèle.* T. : 38°6. Soir : On entend du souffle tubaire à la base des deux poumons ; le malade suffoque. T. : 38°6.

3 mars. — Le malade est mort à 7 heures du matin.

Autopsie. — On ouvre l'abdomen sur la ligne médiane. Le lobe gauche du foie déborde considérablement en avant de l'estomac et va rejoindre la rate. On remarque de nombreuses adhérences, suite de péritonite partielle, qui unissent le colon ascendant, transverse et quelques anses d'intestin grêle à la face inférieure et au bord antérieur du foie. Cette péritonite périhépatique n'a pas dépassé la région et on ne trouve aucune trace d'inflammation dans le reste de l'abdomen.

A la face supérieure du foie et à droite, car le lobe gauche est intact et sa surface est lisse, les adhérences du péritoine viscérales sont intimes et circonscrivent une vaste collection purulente qui s'étend entre le diaphragme repoussé en haut et la face supérieure du foie. Elle descend surtout en arrière et à droite, en refoulant en avant et à gauche le lobe droit du foie. Ces adhérences du péritoine ne sont pas limitées au pourtour de la poche de l'abcès, elles s'étendent en avant jusqu'au rebord du foie et vont se confondre avec celles que nous avons signalées au niveau de ce rebord et de la vésicule biliaire.

La collection purulente ne dépasse pas en avant le tiers antérieur de la face supérieure du foie. Sa cavité contient encore du pus crémeux en assez grande quantité et elle est traversée par de nombreuses brides. La paroi inférieure de la poche est formée par la surface du foie, mais le tissu hépatique n'est nullement envahi et ne présente qu'un peu de congestion. La paroi supérieure est constituée par le diaphragme qui est repoussé en haut et dont la surface inférieure est déchiquetée, irrégulière. A droite, c'est encore le diaphragme et le péritoine pariétal qui limitent la collection par les adhérences qu'ils ont contractées avec la surface du foie. A gauche, la poche ne dépasse pas la ligne médiane et elle est encore bornée là par des adhérences du diaphragme avec le tissu hépatique, de sorte que le lobe gauche est indépendant.

Le diaphragme, dont la cavité forme comme la voûte de cette poche, est extrêmement aminci et sa face supérieure a contracté, avec la base du poumon, des adhérences tellement intimes que les deux tissus semblent se confondre. Cette lame mince qui sépare la cavité thoracique de la poche, a sa face inférieure granuleuse, irrégulière, ramollie, de coloration grisâtre, présentant tous les caractères de la paroi d'un abcès froid. Sa face thoracique, au contraire, est lisse et la cavité pleurale ne contient pas la moindre quantité de liquide.

En insufflant le poumon droit au moyen d'un soufflet, on voit très facilement les bulles d'air sortir à travers cette paroi par *trois ouvertures* différentes ; on découvre ainsi les orifices qui faisaient communiquer le pus avec les bronches.

Le poumon droit est induré à sa base et son tissu présente tous les caractères de l'hépatisation rouge. A la coupe on aperçoit nettement deux conduits bronchiques dont la muqueuse est grisâtre comme la surface de la poche et dont les prolongements vont s'ouvrir dans cette dernière. La cavité pleurale gauche ne contient point de liquide. Le poumon du même côté est aussi induré à sa base et contient plusieurs noyaux tuberculeux. Il ne présente aucune adhérence avec les parois.

Le cœur est sain, le péricarde est adhérent à sa partie inférieure et à droite avec la base du poumon et le diaphragme. Enfin, en examinant les adhérences péritonéales de la partie antérieure du foie, au niveau de la vésicule biliaire, on trouve cette dernière ratatinée, revenue sur elle-même et remplie par quatre énormes calculs. Elle a elle-même participé à l'inflammation qui pourrait bien être le point de départ de cette péritonite périhépatique. On ne voit guère en effet, en dehors de cette cholécystite, quelle autre cause aurait pu déterminer ces accidents inflammatoires limités à la région du foie.

Observation IV

*Collection purulente enkystée entre le foie et le dia-
phragme ; ponction ; ouverture consécutive dans les
bronches ; mort ; autopsie par M. Joanny Rendu,
interne des hôpitaux.*

Pierre G..., né à Caluire (Rhône), demeurant à Lyon,
garçon de magasin, entré le 22 juin 1875 à l'hôpital de la Croix-
Rousse, salle Saint-Irénée, service du docteur Soulier.

Aucuns antécédents héréditaires ; bonne santé antérieure ; ni
alcoolisme, ni rhumatisme, ni syphilis, ni fièvres éruptives. Il y
a cinq ans, crises de gastralgie qui durèrent cinq mois.

Début de l'affection actuelle il y a un an, par des palpitations,
de l'oppression et de la toux. Ces symptômes s'aggravèrent peu
à peu et le malade fut obligé de suspendre son travail il y a
deux mois et demi environ. En même temps qu'il perdit l'appétit
son embonpoint et ses forces disparurent.

22 juin. — Depuis dix jours, œdème des membres inférieurs,
ayant envahi un peu les parois abdominales ; toux assez fréquente sans point de côté, avec expectoration blanchâtre, un
peu visqueuse, n'ayant jamais présenté la teinte sanguinolente;
dyspnée très vive; pommettes colorées par un fin réseau capillaire ; pas de cyanose des lèvres, ni céphalalgie, ni vertige, ni
épistaxis. Pas d'appétit; deux selles moulées par 24 heures.
Pouls petit, rapide, mais régulier.

Au cœur, choc précordial peu fort, mais assez étendu ; la
pointe du cœur semble battre dans le sixième espace, à un travers de doigt en dehors de la ligne mamelonnaire. Augmentation notable de la matité, surtout dans le sens transversal. Rien
à l'auscultation.

Poumons : En avant et à droite, submatité et respiration
obscure ; en arrière, matité dans la hauteur de trois travers de

doigt environ ; la ligne limite supérieure de la matité est à convexité regardant en haut.

Foie. — La matité hépatique dépasse en haut de trois travers de doigt, le mamelon droit ; en bas elle descend un peu au-dessous de l'ombilic. L'œdème des parois abdominales ne permet pas de sentir à la palpation, le bord antérieur de l'organe Circulation veineuse des parois thoraciques et abdominales très apparente. Rate normale. Pas de sucre, pas d'albumine.

La voussure du côté droit est très manifeste ; le malade ne peut dormir que sur ce côté ; notons cependant qu'il a cette habitude depuis très longtemps.

4 juillet. — Toujours un peu d'oppression. Selles très bilieuses. Pouls à 108.

6 juillet. — L'état du malade est loin de s'améliorer. Persistance de la grande étendue de la matité hépatique. Pas de fluctuation ni de frémissement quelconque. Pas d'ictère, M. le docteur Soulier diagnostique kyste de la face convexe du foie.

Une ponction exploratrice avec l'appareil Potain, faite sur le prolongement de la ligne mamelonnaire et sous le rebord costal, donne un liquide offrant l'aspect d'une purée de pois à odeur fétide, contenant beaucoup d'albumine et de globules de pus altérés, mais pas de crochets, ni d'iode. (Dans la pensée d'un kyste hydatique, le traitement avait consisté surtout dans l'administration à l'intérieur d'iodure de potassium.) On retire deux litres et demi de ce liquide.

Après l'opération, le niveau de la matité a baissé en avant et en arrière de deux travers de doigt. En bas et en avant, la sonorité est remontée même un peu au-dessus du rebord costal. Nul phénomène subjectif, si ce n'est que le malade a la respiration plus facile. Bandage de corps et application de glace sur le ventre, immobilité absolue.

7 juillet. — Bonne nuit ; aucune douleur abdominale. Peau modérément chaude. Pouls 96. Suppression de la glace.

9 juillet. — Nul accident, état aussi parfait que possible.

23 Juillet. Le malade a repris des forces ; son teint est devenu

meilleur. Depuis deux ou trois jours un peu de toux. Quelques petits frissons ce matin ; crachats muqueux ; râles sibilants ; signes de bronchite.

10 août. — Le malade a vomi cette nuit-là, à peu près la valeur de deux crachoirs d'un liquide jaune verdâtre, ayant une odeur très fétide et ressemblant beaucoup à celui de la ponction.

5 septembre. — Etat relativement bon depuis quelque temps.

10 septembre. — Le malade tousse davantage quand il se couche sur le côté droit. Rien à l'auscultation. Il continue de maigrir : pas d'appétit. L'état cachectique se prononce de plus en plus.

25 septembre. — Cette nuit, vomissement d'un liquide blanc, d'odeur nauséabonde.

26 septembre. — Le malade meurt à une heure du matin, presque sans agonie.

Autopsie. — 31 heures après la mort. L'autopsie que nous n'avons pu faire aussi complète que nous l'aurions désiré, présente les particularités suivantes :

Le foie est diminué de volume. Il pèse 1.000 grammes. Il est graisseux et offre à la coupe une coloration jaunâtre. Son parenchyme ne paraît pas avoir d'altération de structure. Entre sa face convexe et le diaphragme, existe une vaste poche contenant environ un litre de liquide jaunâtre, puriforme, à odeur infecte. Cette poche une fois ouverte et vidée, il est facile d'en étudier les rapports et les dimensions.

La face convexe du foie, moins l'extrémité gauche, son bord tranchant et la partie antérieure de sa face inférieure, sur une zone d'environ cinq centimètres, sont recouverts d'une membrane grisâtre et semés de petites anfractuosités. Cette membrane que l'on sépare parfaitement bien de la capsule de Glisson, laquelle est sous-jacente et simplement épaissie, forme une partie de la paroi de là poche qui est constituée d'autre part, en haut et en avant par le diaphragme et en bas par une anse intestinale. Ajoutons que cette anse intestinale et cette portion du diaphragme sont tapissées d'une membrane tout à fait semblable.

La base du poumon droit adhère intimement au diaphragme, et si l'on regarde celui-ci par sa face inférieure, après avoir, bien entendu, ouvert la poche, on constate *deux orifices* à bords déchiquetés, l'un interne, plus grand, ayant environ trois centimètres dans son plus grand diamètre, et l'autre externe, un peu moins grand ; tous deux font communiquer directement la poche avec le poumon, de sorte que, de la cavité abdominale, on peut facilement, sans inciser le diaphragme, introduire deux doigts dans le poumon ; les doigts sont alors logés dans deux espèces de cavernes étroites et allongées où viennent s'ouvrir quelques grosses bronches.

Le cœur, un peu augmenté de volume, mais n'offrant aucune lésion d'orifices, ni de valvules, était, sur des points de sa surface, adhérent au péricarde ; il y avait symphyse cardiaque.

Le rein droit était intact ; l'estomac et les intestins n'offraient rien de particulier.

Les températures n'ont pas été prises.

OBSERVATION V

(Docteur A.-T.-H. Waters, médecin de l'infirmerie royale de Liverpool.) In *Thèse* de Deschamps.

Deux cas d'abcès périhépatiques s'ouvrant à travers le poumon droit.

C. O..., 39 ans, charretier, ayant servi dans l'armée des pays tropicaux où il avait eu deux attaques de dysenterie, la première en 1858, la seconde en 1870. Vers le milieu de l'année 1875, il est pris de douleurs dans le côté droit et de toux ; il s'alite plusieurs semaines et crache du sang ; il rentre le 18 décembre dans le service du docteur Waters après avoir craché une grande quantité de sang ; émaciation, grande faiblesse, teint pâle, quel-

que peu blafard, pas de jaunisse ; langue rouge, garde-robes
régulières, faciles, urine normale ; pouls, 120 ; température, 37°6.
Pas de sueurs nocturnes, ni syphilis, ni tuberculose. Douleur
violente du côté droit, sur le foie, augmentée par l'inspiration,
avec irradiation continuelle dans l'épaule droite. Douleur à la
percussion dans l'aisselle et dans le bas de la région dorsale
droite. Augmentation de la matité hépatique surtout en arrière.
Matité à la base du poumon droit en arrière ; broncho-pneumo-
nie au-dessous de l'omoplate ; en avant, respiration infantile de
même qu'à gauche. Expectoration copieuse, un peu sanglante,
purulente, épaisse ; crachats présentant l'aspect de ceux de la
pneumonie gangréneuse, mais non fétides, rendus sous forme
de *vomique*. En présence des antécédents, le docteur Waters
pensa, soit à un abcès du foie, soit plutôt à un abcès entre le foie
et le diaphragme ouvert dans le poumon. La température resta
aux environs de 38°. Le pouls demeura petit et fréquent, 120.
Les vomiques persistèrent, quelquefois espacées de vingt-quatre
heures ; le malade s'affaiblit graduellement et la mort survint le
7 janvier.

Autopsie. — Le poumon gauche est emphysémateux, sans
adhérences. Le poumon droit est adhérent par son lobe inférieur. Entre celui-ci et le foie, existe une collection de matière
muco-purulente. La cavité qui contenait ce liquide intéressait le
lobe droit du foie, formant une dépression de trois pouces
(8 centimètres) en circonférence et un pouce (2 cent. 1/2) en
profondeur. Elle était limitée par une membrane d'une épaisseur de un huitième de pouce ; substance du foie normale.
L'abcès continuait à travers le diaphragme avec une grande
cavité dans le lobe inférieur du poumon droit, remplie de
muco-pus et communiquant avec les bronches.

Observation VI.

Louis L..., cuisinier de navire, entre à l'hôpital du Nord, le 27 octobre 1870. Il venait des côtes d'Afrique et avait souffert du côté droit pendant trois ou quatre mois. Très émacié et très faible au moment de son entrée à l'hôpital, il rendait de nombreux crachats rougeâtres, muco-purulents *expectorés à pleine gorgée et facilement*; matité du côté droit de la poitrine, râles crépitants au milieu du poumon droit. On n'entend pas la respiration à la base. Pouls fréquent, pas d'ictère.

Il n'y eut pas de changement jusqu'au 1er novembre, lorsqu'il commença à rendre du sang dans les selles. Mort le 3 novembre.

Autopsie. — Corps très émacié ; poumon droit très adhérent en avant et en arrière, enflammé à la base ; bronches remplies de liquide purulent mélangé à du sang. Capsule du foie épaissie ; entre elle et la paroi abdominale, abcès communiquant avec le poumon droit, à travers une perforation du diaphragme. Pas d'orifice de communication entre l'intestin et l'abcès.

Observation VII.

(*Pfuhl*, in professeur Jaccoud, Cliniques de la Pitié, 1885).

Abcès péritonéal situé à la face supérieure du foie, avec perforation dans le poumon droit, présentant les signes d'un pyopneumothorax du même niveau.

Le 19 décembre 1876, entre à la clinique une jeune fille âgée de 23 ans.

Aspect abattu ; prostration.

Parents bien portants. La malade aurait été longtemps chlorotique, aurait eu des maux de tête, des troubles cardiaques.

Variole en 1872. Réglée à 20 ans. Plus tard, sa santé s'amé-
liora, elle fut bien portante pendant quelques années, assez
robuste ; jamais d'affection thoracique. Vers la fin de novembre
1876, la malade commença à s'affaiblir, elle se plaignait de
frissons suivis de stades de chaleur.

Apparition de douleurs dans la région stomacale et dans la
partie inférieure du côté droit de la poitrine. Perte de l'appétit.
Néanmoins elle pouvait manger toutes sortes d'aliments et
vaquer à ses occupations.

La faiblesse augmentant, elle dut se mettre au lit le 16 décembre. Le soir de ce jour, subitement, fièvre et frissons ;
apparition de vives douleurs dans la moitié droite du thorax
en arrière et en bas dans le côté. Douleurs exagérées par la
respiration et s'accompagnant d'une forte dyspnée. Elle entre
à la clinique.

20 décembre, matin. — La malade de constitution robuste
est couchée dans le décubitus latéral. Visage amaigri. Intelligence intacte. T, 38°,5 dans l'aisselle. P. 120, haleine courte.

Douleurs dans la région postérieure et inférieure du côté
droit de la poitrine. Ces douleurs sont accrues par les mouvements respiratoires et obligent la malade à rester dans le décubitus latéral. Douleurs dans la gorge, sensation d'étrangle-
ment, grande faiblesse, perte d'appetit, soif vive, langue rouge,
sèche. Thorax normal. Le côté droit surtout, à partir de la
quatrième côte, est fortement amplifié et plus saillant que le
côté gauche. La voussure est surtout manifeste à partir de la
sixième côte, jusqu'au rebord du thorax. A ce niveau, la peau
est luisante, tendue et quelque peu œdématiée. La pression en
est douloureuse.

Respiration 32 ; les ailes du nez sont battantes.

Le côté droit ne participe pas aux mouvements respiratoires.
même dans les grandes inspirations.

Point de côte très violent, un peu de toux brève, sèche. Expectoration muco-purulente.

A la percussion : son clair élevé, en avant dans la fosse sus-

claviculaire droite. Sous la clavicule son très élevé tympanique jusqu'à la quatrième côte où commence une matité manifeste. La matité cardiaque, nettement appréciable, déplacée à
gauche, commence à deux centimètres du bord sternal, à la
hauteur de la deuxième côte et descend jusqu'à la cinquième
côte. La pointe, dans le quatrième espace intercostal est nettement perceptible sur la ligne axillaire.

A l'auscultation. Respiration normale en avant et à droite
sous la clavicule, jusqu'à la quatrième côte. Quelques râles à
la fin de l'inspiration. Disparition complète de la respiration,
même en inspiration forcée, à partir de la cinquième côte.

A gauche et en avant, la respiration s'entend partout avec
quelques râles ronflants et sibilants. Bruits du cœur normaux.
En arrière, à droite et en bas, le thorax présente une voussure
notable. Les espaces intercostaux sont saillants.

La percussion, dans la fosse sus-épineuse droite, donne un
son clair qui à partir de l'épine de l'omoplate devient nettement
tympanique. Vers le tiers inférieur de l'omoplate, commence la
matité qui devient absolue à partir de l'angle inférieur. Latéralement, matité à partir de la cinquième côte.

L'auscultation à droite et en arrière fait entendre en haut un
murmure vésiculaire affaibli avec râles discrets et faibles. Le
murmure vésiculaire s'affaiblit de plus en plus et disparaît au
niveau de l'angle de l'omoplate.

Examen de l'abdomen. — Hypochondre droit légèrement
ballonné. Paroi abdominale un peu tendue. A la percussion,
matité seulement dans l'hypochondre droit jusqu'à une ligne
passant par l'ombilic. La palpation n'est pas douloureuse
dans l'hypogastre, par contre, elle est très sensible à l'épigastre et à l'hypochondre droit. A ce niveau rénitence dure,
en imposant pour le lobe gauche du foie.

Au niveau de l'ombilic, on sent le bord dur du foie. Point de
fluctuation. La limite supérieure du foie se confond avec la
matité décrite au niveau du thorax. Vers la gauche, la matité
dépasse la ligne médiane d'un travers de main.

L'espace de Traube n'est pas diminué ; la matité de la rate n'est pas augmentée.

On porte le diagnostic de pleurésie droite.

21 décembre. — Même état.

22 décembre. — On constate une respiration amphorique avec succussion hippocratique. T. 37°7 ; P. 112. R. 28. Urine, 200 gr., densité 1007, traces d'albumine.

Mêmes signes thoraciques à la percussion. A l'auscultation, en arrière, à partir du milieu de l'omoplate, sur une surface de la largeur de la main et en inspiration profonde, respiration avec bruits nettement amphoriques. Toux à timbre métallique dans les mêmes points. Mêmes symptômes latéralement jusqu'à la ligne mamelonnaire où ils disparaissent. En secouant le malade, on entend, même de loin, un clapotage nettement métallique et très clair.

Les limites de la matité varient avec la position du malade.

On diagnostique cette fois pneumothorax droit. On pratique avec succès une ponction le 23 décembre.

23 décembre. — Insomnie. Dyspnée augmentée. Malade assise dans son lit, facies fortement grippé. Douleurs dans le côté droit de la poitrine. Oppression. T. 39° ; P. 108, imperceptible, R. 36. A 9 heures, frisson. T. 40°2 ; P. 120. Mêmes signes à l'auscultation. Ponction dans le cinquième espace intercostal, entre la ligne axillaire et mamillaire.

L'exsudat retiré, de consistance crémeuse, jaune pâle, présentait une odeur putride, fortement pénétrante. A l'examen au microscope on trouve peu de globules de pus intacts. La plupart sont en désintégration. Dans le dépôt, nombreuses bactéries de la putréfaction. En outre, plusieurs colonies de microcoques peu nombreux. On évacue un litre de liquide. Le cœur reprend sa place. Pendant la seconde évacuation la malade se plaint de point de côté et de dyspnée. On arrête l'opération, la dyspnée augmente, pouls petit, râles trachéaux et dix minutes après le début de l'opération, la mort survient.

Autopsie. — A l'ouverture de l'abdomen, les organes, depuis

la ligne médiane à droite, du diaphragme à l'ombilic, sont adhé-
rents à la paroi abdominale.

En cherchant à rompre les adhérences, on tombe dans une
cavité purulente immense, d'où s'échappe une quantité de plusieurs litres de pus, de couleur jaunâtre, de consistance crémeuse, d'odeur putride. Au microscope on trouvait des globules de pus en voie de désintégration, gouttelettes graisseuses
nombreux cristaux d'acides gras (acide margarique), nombreuses bactéries de la putréfaction, très mobiles, micrococques,
surtout bâtonnets et quelques chaînettes, cristaux d'héma-
toïdine.

L'estomac se laisse facilement séparer de la masse formée
par le foie, la paroi abdominale et l'intestin soudés entre eux.

En voulant ouvrir le duodénum, on trouve une large ouverture arrondie, ovale, longitudinalement. du diamètre de dix
pfennige. Il se laisse cependant facilement séparer de la paroi
de la cavité purulente.

L'abcès est plus gros que la tête d'un enfant, limité en haut
par le diaphragme, à gauche par le ligament suspenseur, en
bas par la face supérieure du lobe droit du foie ; en dehors et en
avant par des adhérences avec la paroi abdominale et le duodénum. La paroi est couverte de fausses membranes fibrineuses
qui siègent principalement à la face inférieure du diaphragme.

Le poumon droit est soudé, à sa base, au diaphragme par
des adhérences récentes et solides. Si on l'insuffle, l'air
s'échappe par une ouverture du diamètre d'une tête d'épingle,
siégeant à la région moyenne de la portion adhérente, établis-
sant une communication entre le poumon et la cavité purulente.
Au niveau du point où cette issue de l'air se faisait au travers
du diaphragme dans la cavité purulente, le poumon présentait
une zone de tissu nécrosé de 4 millimètres environ.

Les autres parties, en dehors des lésions de compression, ne
présentaient rien d'anormal.

Malgré la fistule péritonéo-bronchique, il n'y eut pas de
vomique dans ce cas. Ne doit-on pas attribuer cet état de

chose, à ce que la communication entre la poche sous-diaphragmatique et les bronches était encore très exiguë, lorsque
la mort, survenue brusquement pendant l'intervention vint
mettre fin au processus ulcératif.

OBSERVATION VIII.

(Résumée. J.-B. Bristowe, in the Lancet, 1883, t. II.)

*Ulcère perforant de l'estomac, rupture dans la cavité
péritonéale, formation d'abcès circonscrit entre le foie
et l'estomac s'ouvrant ensuite dans le poumon ; tuberculose miliaire dans le poumon et le péritoine.*

Ellen R. H..., 19 ans, entra à l'hôpital de Westminster, le
18 juin 1877. Pendant quelque temps, symptômes d'ulcère de
l'estomac (vomissements de sang) ayant nécessité trois ou quatre
séjours à l'hôpital. A sa réadmission, vomissements, douleurs
abdominales avec collapsus, signes d'une péritonite grave. On
présume qu'une perforation s'était faite au niveau de l'ulcère.
Par un traitement suivi, on fit cesser le collapsus, mais les
douleurs abdominales persistèrent.

Abdomen tendu, douloureux à la pression, tympanique ;
langue chargée, soif vive, peu d'appétit ; petite toux sèche, pas
de matité sensible aux deux sommets des poumons ; quelques
râles sous-crépitants. Pouls 100. R. 24. Température de 37° à
39°5.

L'état général ne tarde pas à empirer ; *la toux s'accompagne
d'une expectoration trouble, brunâtre, fétide* ; le pouls devient
filiforme, fréquent. Mort.

Autopsie. — Poumons remplis de tubercules miliaires. Le
péritoine présente de nombreuses adhérences anciennes parse-
mées de tubercules. Elles limitent un abcès de la grosseur du
poing, situé entre l'estomac, la partie antérieure du lobe gauche
du foie et le diaphragme. Ses parois ont un aspect sale et flo-

conneux, il contient une petite quantité de liquide semblable à celui qui a été craché pendant la vie ; sa cavité communique d'une part avec l'estomac par une perforation de la face postérieure de ce dernier et de l'autre, par une ouverture fistuleuse à travers le diaphragme, avec le poumon gauche.

OBSERVATION IX.

(Leyden, in thèse de Ramadan. Résumée).

Homme de 70 ans ; aspect vigoureux, avait éprouvé quelques douleurs dans l'abdomen peu de temps avant sa maladie. Le 18 décembre 1878, il glisse, tombe dans la rue. Deux jours après, pour la première fois, à la suite d'une indigestion, il commence à souffrir de vives douleurs dans le ventre. On les attribue à une obstruction. Le ventre était fortement ballonné (huile de ricin, évacuation abondante) ; quelques jours après, nouvelle obstruction complète, nouvelle purgation par l'huile de ricin qui reste sans effet.

27 décembre. — Vives coliques avec météorisme intense, point de vomissements, pas de selles. Lavement sans effet. Au bout de quelques jours, 3 janvier 1879, évacuation assez abondante avec gaz, diminution du météorisme. Les symptômes s'atténuent progressivement. Amélioration, mais toujours fièvre de moyenne intensité.

Au commencement de février, le malade se plaint de frissons survenant l'après-midi ; au niveau des fesses et de la jambe droite, apparition d'œdème.

Dans le flanc droit, il y a une zone rénitente (foie ou épanchement). Le diagnostic d'un épanchement péritonéal est porté et est confirmé par l'existence d'évacuations purulentes.

L'œdème du côté droit disparut. La tumeur rénitente diminua, l'état général était passable ; pourtant la fièvre à type rémittent persistait avec des frissons.

On constatait, à la partie inférieure du thorax, une matité atteignant la partie moyenne de l'omoplate que je rapportais immédiatement à un pyopneumothorax sous-phrénique. Les jours suivants, je constatais en avant, à droite au-dessus du rebord du foie, point où manquait complètement la matité hépatique, un son plein, profond à la percussion, qui allait jusqu'aux dernières côtes. En ce point, souffle amphorique. A la percussion et à l'auscultation associées, phénomènes métalliques ; la respiration jusqu'à la cinquième côte était normalement vésiculaire et s'arrêtait suivant une ligne nette, brusquement. Pas de déplacement du cœur. Après d'inutiles ponctions à la seringue de Pravaz, toute intervention fut rejetée et l'issue fatale parut inévitable.

Le 24 février, *le malade vomit avec accès de suffocation une grande quantité de pus crémeux, fétide, sanguinolent.* Si jusque-là on pouvait hésiter dans le diagnostic, la perforation venait de le confirmer. Dans la région malade on put constater un retrait du bord inférieur du foie. L'expectoration fétide continua. Le collapsus survint et le malade mourut le 8 avril.

Autopsie. — On trouve une cavité située entre le foie et le diaphragme, de la dimension d'une tête d'enfant, contenant du pus putride.

Dans la plèvre droite, trois quarts de litre de sérosité sanguinolente. Poumon droit adhérent au diaphragme. De la cavité purulente on pénètre dans le poumon par une ouverture du diamètre d'un crayon et par un trajet fistuleux dans les bronches. Les parois pulmonaires de cette fistule ne sont pas seulement infiltrées de pus, mais encore présentent deux zones de gangrène de la grosseur d'un pois.

Dans l'abdomen, adhérence des intestins. Dans la vésicule biliaire, perforation comme la tête d'une épingle qui communique avec le foyer purulent. L'estomac paraît extérieurement intact. Un examen plus soigneux révèle la présence d'un ulcère d'un diamètre de 50 pfennige, profond, situé vers la petite courbure de l'estomac. Point de perforation appréciable.

Observation X

(Professeur Berheim, in *Revue médicale de l'Est*
16 décembre 1861, p. 363.)

Sur un cas d'abcès péritonéal siégeant entre le foie, le dia-
phragme et l'estomac, ouvert dans le poumon. — Mort
par gangrène pulmonaire.

Piernetz François, âgé de 48 ans, menuisier, entre à la clinique le 23 mars 1878, se plaignant de coliques et de douleurs
d'estomac. Bien constitué, habituellement bien portant, cet
homme qui avait quelques habitudes alcooliques fut pris subitement, sans cause connue, le 16 de ce mois, de coliques vives et
de douleurs épigastriques. Ce jour il vomit deux fois. Depuis il
n'a plus vomi, mais accuse des renvois, de l'inappétence, un
mauvais goût dans la bouche, de la constipation qui a été
remplacée, il y a deux jours, par de la diarrhée. Il a eu de la
fièvre, pas de céphalalgie ni de vertiges.

A son entrée, le 23 mars au soir, température axillaire, 38°8.
Pouls : 76 ; Respiration : 24. Le 24 au matin, T. : 37°4 ; P. : 84 ;
R. : 24. La langue présente un enduit grisâtre, le ventre est
sensible à la palpation, surtout au niveau de l'épigastre ; le malade accuse des douleurs spontanées dans l'hypochondre gauche avec irradiation dans l'épaule du même côté. Le foie, peu
sensible à la palpation, dépasse le rebord costal de deux travers
de doigt et atteint, sur l'axe médian, le milieu de l'espace compris entre l'appendice xiphoïde et l'ombilic. Les urines claires,
d'un jaune peu foncé, sont hémaphéiques. A l'examen de la poitrine, on constate une expiration un peu prolongée sous les deux
clavicules, surtout à droite ; en arrière, des râles secs et muqueux disséminés, plus nombreux à droite qu'à gauche.

Diagnostic. — Catarrhe gastro-intestinal ; coliques hépati-
ques. Tuberculose au début concomitante.

Cet état persiste sans grand changement pendant plusieurs

jours ; la température oscille de 37°4 le matin à 38°2 le soir. Le
malade se plaint toujours de coliques vives et de douleurs épigastriques, il y a quelques selles diarrhéiques, pas d'appétit.
Le 30, la température monte à 38° le matin. Pouls, 100. Température le soir, 39°2. Pouls, 120 ; le 31, température le matin, 38°2,
pouls, 108 ; le soir, 38°6, pouls, 120.

La persistance de la fièvre, le tracé thermique irrégulier me
font modifier le diagnostic et incliner vers l'idée d'un foyer de
suppuration dont on ne peut préciser le siège. Le 31 mars, à
9 heures du soir, le malade, en prenant une potion, a eu un
accès de toux suivi d'*une vomique*, d'environ 200 grammes,
d'un liquide sanguinolent, que le microscope démontre constitué
uniquement par du sang et du pus. En même temps il ressentit
des douleurs abdominales très vives et à partir de ce moment
une oppression intense.

1er avril. — Matin, T. 36°5 ; P. 116 ; R. 26. Les extrémités
sont fraîches, le corps est couvert de sueurs froides, l'anxiété
est très grande, l'oppression est considérable. Matité hépatique
du sixième espace, à deux travers de doigt sous le rebord costal, sensibilité très grande à ce niveau.

A l'examen de la poitrine, respiration rude en avant et à
gauche, plus faible à droite. En arrière, sonorité égale des deux
côtés, submatité aux deux bases. Expiration soufflante au
sommet droit. Bruit vésiculaire obscur aux bases, râles secs
plus nombreux à gauche.

Diagnostic. — Il est certain qu'un abcès s'est ouvert dans
les bronches, mais quel est le siège de cet abcès ? Est-ce un
abcès du foie ? Ce qui plaide contre cette idée, c'est que cet
organe n'a jamais été très sensible. Le maximum de sensibilité
à la pression, siège dans l'hypochondre gauche et les irradia-
tions douloureuses se font dans l'épaule gauche. Est-ce un abcès pleural, résultant d'une pleurésie diaphragmatique gauche,
ouvert dans le poumon ?

Le 1er avril, au soir T. 37°3 ; P. 76 ; R. 48.

Le 2 avril au matin T. 36° ; P. 100 ; R. 36. Extrémités

fraîches, sueurs froides. Pouls petit, dépressible, ventre généralement sensible, le foie ne l'est pas particulièrement. Râles trachéo-bronchiques en avant. En arrière et à droite submatité à la base, bruit vésiculaire rugueux. Le malade meurt dans la journée.

Autopsie. — A l'ouverture de l'abdomen, on trouve au-dessus du foie une poche remplie d'air, contenant très peu de pus, qui mesure 18 centimètres transversalement ; 5 cent. 5 de haut en bas. La face inférieure du foie et, à sa gauche, le diaphragme forment la paroi antéro-supérieure ; la face antérieure de l'estomac, la paroi inféro-postérieure. La poche commence à trois centimètres de l'extrémité droite du foie ; à trois centimètres de son bord antérieur ; ses parois sont tapissées d'une membrane molle, grisâtre, chagrinée, peu adhérente, sauf au niveau de l'estomac, où elle adhère intimement à la séreuse ; elle est injectée à ce niveau ; à gauche la cavité se prolonge entre l'estomac et la rate.

Les organes étant en place, si on insuffle de l'air par la trachée, il pénètre dans la poche par un orifice situé dans la partie du diaphragme qui recouvre le côté gauche de la cavité, à deux centimètres de l'extrémité gauche du foie, dans un point correspondant, un peu en arrière du bord antérieur de la base du poumon. Cet orifice, à peu près circulaire, mesure trois centimètres de diamètre.

En extrayant le poumon, on constate quelques adhérences lâches de la face inférieure du poumon gauche au diaphragme, pas d'épanchement pleural.

Dans le poumon gauche, en rapport avec la fistule diaphragmatique, on trouve un vaste foyer gangréneux, de teinte gris noirâtre, constitué par un détritus mou, d'odeur fétide, sillonné de brides lâches, foyer occupant toute la moitié inférieure du lobe inférieur ; en arrière, la gangrène a envahi le tissu pulmonaire jusqu'à la surface et a gagné par là le tissu cellulaire compris entre l'aorte, l'œsophage et le rachis, qui constitue une traînée de mortification ayant trois centimètres de largeur et s'étendant depuis le milieu de l'œsophage jusqu'au bord postérieur du foie. Le poumon gauche est congestionné dans le reste de son étendue, emphysémateux dans son lobe supérieur.

Les lobes inférieur et moyen du poumon droit sont engoués et plongent dans l'eau ; on y rencontre quelques noyaux de pneumonie lobulaire.

L'estomac, dilaté, ne présente aucune altération, ni communication quelconque avec l'abcès ; son contenu est purement alimentaire. Le péricarde adhère à la plèvre par quelques fausses membranes purulentes ; il ne contient pas de liquide ; un peu de péricardite sèche surtout au niveau des oreillettes et des gros troncs de la base ; toute la séreuse est dépolie et présente çà et là quelques fausses membranes faciles à détacher. Le cœur mesure 12 centimètres de la pointe à la base et 11 centim., transversalement. Les parois sont un peu hypertrophiées, celle du ventricule droit mesure un centimètre d'épaisseur, celle du ventricule gauche deux centimètres. Les valvules sont intactes, le tissu musculaire est rouge et ferme.

Le foie mesure 20 centimètres, transversalement, 17, d'avant en arrière, sa face supérieure est intacte, son tissu est rouge, uniforme. La vésicule biliaire est adhérente à l'estomac et renferme une bile jaune, fluide ; pas de calcul. Cet organe est donc intact dans son entier et étranger à la lésion.

La rate n'a aucun rapport avec le foyer ; son volume est normal ; 12 centimètres de hauteur, 10 transversalement, son tissu est ferme, la queue du pancréas y adhère.

Les reins sont lisses, assez volumineux, congestionnés.

Observation XI

Salzwedel. Société de médecine interne de Berlin, 1891
et *Berlin. Klin. Wochenschrift*, janvier 1891.)

Soazwedel cite le cas d'un malade atteint de pérityphlite avec abcès sous-diaphragmatique ouvert dans les voies aériennes.

Observation XII.

(Chavannis, in *Annales de la Société médicale de St-Étienne
et de la Loire*, 1881, t. VII. Résumée)

Périhépatite. Ouverture à l'ombilic et dans le poumon.

Gabriel G..., teinturier, 30 ans. Il y a deux ans, a eu une
bronchite, l'année dernière une pleurésie.

Au mois de mars 1879, il ressentit subitement des douleurs
dans le ventre, accompagnées bientôt d'une diarrhée abondante
qui l'affaiblit rapidement et qui résista à l'emploi d'opiacés et
d'astringents.

A son entrée à l'hôpital, 1er mai, le malade se plaint surtout
de sa diarrhée. Huit à dix selles par jour. Miction normale,
urines sans albumine. Douleurs abdominales siégeant dans les
hypochondres, à exacerbations irrégulières, exagérées par la
pression. Pas de vomissement, soif vive, appétit diminué. Pas
de fièvre. Rien aux poumons, rien au cœur.

22 mai. — Le malade rend par l'ombilic un peu de pus verdâtre, très épais et très fétide. A la percussion, on a une large
matité occupant toute la région sus-ombilicale droite. A la palpation, on se rend facilement compte des modifications révélées
par la percussion. On a surtout noté que la région inférieure
du foie était sensible et que l'on en sentait difficilement le bord
antérieur.

En arrière et à droite, la sonorité pulmonaire descend moins
bas qu'à gauche. La matité de la base de la poitrine représente
dix centimètres en hauteur environ. A ce niveau, on entend la
respiration obscure et accompagnée de beaucoup de râles.
Persistance des vibrations thoraciques. Pas de souffle ni d'égophonie ; peu de toux, pas d'oppression.

Diagnostic : abcès entre le foie et le diaphragme.

20 juillet. — Le malade s'affaiblit de plus en plus, les dou-

leurs sont devenues très vives et lancinantes dans le côté droit ; elles remontent jusqu'à l'épaule du même côté. La diarrhée est très intense, les pieds enflés.

28 juillet. — Le malade tousse beaucoup depuis hier ; *expectoration fétide et abondante*, composée de fausses membranes jaunâtres, résistantes, nageant dans une grande quantité de liquide aqueux, semblable à de la lavure de chair. Odeur gangréneuse exhalée par le malade. Pas de vomique proprement dite. A la base du poumon droit, râles humides très abondants avéc un souffle amphorique très intense. Matité toujours la même.

31 juillet. — La fétidité de l'expectoration n'a fait qu'augmenter. Œdème des jambes très intense. Point de côté gauche ; début d'une pleurésie, un peu de liquide en arrière, gros frottements sous l'aisselle et en avant.

6 août. — A gauche, le liquide atteint la troisième côte. A droite le niveau de la matité n'a pas changé, râles muqueux abondants, disséminés dans tout le poumon droit ; persistance du souffle amphorique à la base, faiblesse extrême du malade.

8 août. — Mort au milieu des angoisses de l'oppression.

Autopsie. — La paroi abdominale adhère en plusieurs points aux intestins dont les anses sont réunies en plusieurs endroits par de fausses membranes anciennes. Autour de l'ombilic, épaississement lardacé grisâtre du péritoine : foyer purulent dirigé transversalement, dépassant de chaque côté de quelques centimètres, la ligne médiane. Vésicule saine, adhérente au trajet fistuleux.

La face supérieure du foie est recouverte par un grand foyer purulent à parois grisâtres et tomenteuses, tapissées de fausses membranes. Odeur infecte. Le ligament suspenseur a disparu et l'on reconnaît à peine le diaphragme. Çà et là, sur la face supérieure du foie, on trouve des dépôts caséeux jaunes, semblables à du mastic non encore ramolli. Le foyer limité en avant par le bord antérieur du foie, en arrière par le ligament coronaire, à gauche par des fausses membranes, ne le laissant pas arriver jusqu'à la ligne médiane, se termine à droite par un cul-de-sac d'où part le conduit qui va à l'ombilic. L'intérieur de ce trajet offre l'aspect d'une membrane muqueuse. Foie volumineux, gras.

Le diaphragme adhère au poumon dans une grande étendue. Au niveau de l'abcès, dont il forme la paroi supérieure, son tissu ne se reconnaît plus ; le muscle a été perforé et l'on ne trouve plus que des lambeaux noirâtres, d'aspect gangréneux. Le point culminant de l'abcès, correspond au milieu de la base du poumon droit. En ce point, le diaphragme a disparu. Les plèvres adhérentes ont empêché l'abcès de se déverser dans la cavité pleurale et le poumon peu à peu, s'est hépatisé et détruit. Il en est résulté une large communication de l'abcès avec les bronches. Deux litres de liquide citrin, voisin de la purulence, en bas dans la plèvre gauche. Pas de tuberculose, les autres organes sont sains.

OBSERVATION XIII

(Dr Rendu, in thèse de Deschamps.)

Collection purulente ayant fusé entre le foie et le diaphragme et s'étant fait jour dans l'hypochondre droit. Ouverture en ce point, puis ouverture spontanée dans les bronches.

L... Fanny, 48 ans, ménagère entre le 22 octobre 1881 à l'hôpital Tenon, salle Sainte-Marguerite, lit n° 22, dans le service de M. le docteur Rendu. Cette malade a été très bien portante et très vigoureuse jusqu'à ces quinze dernières années. Dans la famille, tout le monde est en bonne santé. Elle a eu six enfants qui vivent tous, deux sont mariés.

Il y a quinze ans, en relevant de couches, elle fait une chute dans son escalier et c'est à partir de ce moment qu'elle a commencé à se sentir malade. Elle ressentit des douleurs dans le ventre et dans l'estomac et se mit à vomir pendant un mois. Ces accidents ne s'accompagnèrent d'aucune fièvre ; depuis elle a toujours éprouvé des douleurs vagues dans l'estomac, le ventre et le dos, et elle vomit chaque année, pendant deux ou trois mois, vers le mois d'août, dit-elle. Ces vomissements étaient alimentaires et survenaient aussitôt après le repas. En même temps, amaigrissement assez prononcé.

Deux mois avant son entrée, elle fut plus fortement prise que de coutume ; les vomisssements devinrent incessants et les douleurs bien plus vives ; un peu de fièvre apparut. Elle entre à l'hôpital, le 22 octobre. Teint cachectique, l'air très abattu, la peau peu chaude, pas de fièvre bien marquée ; elle se plaignait de douleurs dans le dos et l'estomac ; la plus légère pression les exagérait considérablement ce qui rendait très difficile l'exploration de l'abdomen, car les muscles se contractaient dès que la main comprimait la paroi abdominale. Traitement, lait.

Les vomissements se suppriment aussitôt après l'entrée à l'hôpital, pas de diarrhée. Aussi on se demande si les symptômes dont se plaint la malade ont véritablement existé. Les jours suivants, elle paraît si abattue, sa figure exprime la souffrance d'une façon si marquée que l'on cherche s'il n'y aurait pas quelque lésion médullaire. On ne trouve rien.

Cet état empire les jours suivants, l'abattement et la faiblesse sont plus grands, le teint devient de plus en plus cachectique. La sensibilité du ventre est très vive surtout dans la région de l'hypochondre droit, vers la région pylorique où la moindre pression arrache des cris à la malade. Pas de vomissement, constipation. On pense à un cancer latent de l'estomac. Potion cordiale, vin de quinquina, bière. Cette opinion paraît confirmée peu de jours après par l'apparition d'un œdème cachectique des jambes.

20 novembre. — Température : 39°. Sueurs abondantes la nuit. Pendant quatre ou cinq jours, le soir, la température s'élève à 38°. De l'œdème apparaît dans le dos, au niveau du sa-

crum et des flancs. On pense à l'existence d'une suppuration profonde. Le diagnostic reste en suspens.

26 novembre. — Fièvre est tombée, même état.

2 décembre. — La fluctuation est manifeste et se sent directement à la partie profonde de la paroi abdominale, et superficiellement ce foyer de suppuration paraît nettement circonscrit; il est placé juste au-dessous du rebord des côtes, dans l'axe vertical de la ligne mamelonnaire. En conséquence, on pratique, en allant couche par couche, une incision transversale de 5 centimètres environ. Aussitôt après l'incision de la paroi abdominale, à sa partie profonde, il s'écoule un flot de pus, crémeux, verdâtre, d'odeur fécaloïde. La quantité est d'environ 100 grammes. Ce pus est bien lié, non visqueux, comme celui du foie dont il n'a pas la couleur chocolat. Le doigt, introduit avec précaution dans le fond de l'incision, sent une sorte d'ouverture arrondie, circulaire, au fond de laquelle on sentirait le foie. Ce serait donc un abcès formé entre le foie et le diaphragme. On introduit un drain et on fait un pansement phéniqué ; dans la journée, il s'écoule une assez grande quantité de pus, 150 grammes environ.

3 décembre. — La malade n'a pas de fièvre, le ventre est beaucoup moins douloureux, il n'y a pas eu de vomissements, aucun signe de péritonite ; l'œdème des parois lombaire et sacrée est toujours aussi marqué. Lavages phéniqués au centième.

4 décembre. — Le malade va mieux, le teint est meilleur, moins jaune, la douleur a presque disparu, l'œdème si considérable des régions lombaires a beaucoup diminué ; il ne sort qu'une petite quantité de pus, l'appétit revient.

6 décembre. — L'amélioration s'accentue.

10 décembre. — La plaie est presque fermée, mais au-dessous, il se forme un empâtement assez étendu ; la malade recommence à souffrir, légère fièvre. Il est évident que la plaie se ferme trop tôt, il y a un foyer profond qui forme du pus et

celui-ci ne trouve plus d'issue vers l'extérieur. On décolle les adhérences le 12 et on introduit une mèche.

24 décembre. — L'écoulement par la mèche est insuffisant ; la malade souffre davantage et a un peu de fièvre. L'empâtement en arrière de la plaie a beaucoup augmenté. En introduisant un stylet, on l'engage profondément dans un pertuis étroit qui le conduit très loin. Laminaire pour dilater ce conduit étroit.

25 décembre. — La laminaire a produit une dilatation suffisante, on introduit un gros tube de caoutchouc ; suppuration abondante, lavages phéniqués.

27 décembre. — Odeur fétide du pus. L'écoulement se fait évidemment mal à cause de la situation déclive du foyer par rapport à l'ouverture.

29 décembre. — La malade a été prise tout à coup, cette nuit d'un point de côté atroce dans la partie droite de la poitrine ; toux quinteuse et déchirante, aussitôt suffocation extrême, état des plus graves. L'infirmière applique au plus vite des sinapismes. En même temps, *expectoration purulente fétide peu abondante ;* à la visite, on trouve que le facies de la malade a beaucoup changé depuis la veille, figure grippée, teint jaune, fièvre. A l'auscultation, peu de signes, pas de souffle, pas de râle, aucun signe de pleurésie. Pourtant, il est probable que là collection s'est ouverte dans une bronche ; son siège primitif doit être la face supérieure du foie.

Quant à dire la nature de cette collection purulente, cela est difficile. Est-ce un ancien kyste hydatique ? La chose est possible.

Au moyen d'un gros trocart courbe, on introduit un drain qu'on fait ressortir assez en arrière près de la région lombaire, lavages phéniqués, rhum.

2 janvier. — On continue les lavages.

15 janvier. — La suppuration est presque tarie, on cesse les lavages tout en laissant le drain ; la malade tousse toujours et

expectore une sérosité muco-purulente. Quelques bulles à la base du poumon droit.

3 février. — La malade va bien, mais crache un peu, le drain reste en place, pas d'injection.

6 février. — La malade sort en bon état.

Revue au mois de mai 1882, absolument guérie, ne conservant de son abcès périhépatique que deux cicatrices en entonnoir.

OBSERVATION XIV

Starcke, *Charité Annalen*, 1881.

Starcke cite le cas d'un malade chez lequel un abcès sousdiaphragmatique, consécutif à un abcès péricœcal, s'ouvrit dans le poumon droit. Aucune intervention chirurgicale ne fut tentée parce qu'une ponction exploratrice fut faite sans résultat. Les vomiques commencèrent treize jours après le début de la maladie. Le malade sortit guéri au bout de cinq mois.

OBSERVATION XV

(In *thèse* de Ramadan). Résumée.

Un cas de pyopneumothorax sous-phrénique. Neusser.

Thérésia N...,37 ans, domestique.

Il y a neuf mois, la malade remarqua une tuméfaction douloureuse de la région sus-ombilicale ; elle éprouva des douleurs dans le dos et dans les reins ; perte d'appétit.

Depuis quelques jours un peu de toux, d'expectoration, dyspnée, abattement, la malade garde le lit.

État actuel — Malade amaigrie, peau terreuse, yeux cernés, langue sèche, respiration exclusivement costo-supérieure ;

côté inférieur droit du thorax élargi, immobile pendant la respiration, espaces intercostaux à ce niveau, effacés et immo-
biles.

Percussion — Matité à droite, étendue en avant, de la quatrième
côte au rebord costal. Matité à gauche, en haut et en arrière;
au-dessous, son clair, jusqu'à la limite normale du poumon; à
droite en haut et en arrière, son plein et profond, au-dessous
de la partie moyenne de l'omoplate; matité, sonorité métallique
dans la région latérale et inférieure droite du thorax.

Auscultation. — A gauche, en arrière et en haut, inspiration
forte presque bronchique, en bas respiration rude, quelques
râles secs, à droite en haut et en arrière, inspiration normale,
expiration bronchique. Plus bas au niveau de l'angle de l'omoplate, timbre amphorique de la respiration. Clapotement prononcé, par la succussion du thorax; abdomen très ballonné,
tuméfaction épigastrique, dure, bosselée, immobile pendant la
respiration, son tympanique profond dans le flanc droit à la
place de la matité hépatique.

Expectoration peu abondante.

19 juin. — Mêmes phénomènes amphoriques à droite, haleine
fétide, *expectoration abondante, purulente, putride*, râles
humides aux deux sommets, extrémités froides, pouls petit.

20 juin. — Mort. Il n'a point été fait de diagnostic.

Autopsie. — Un peu de sérosité dans la cavité périton... le;
fausses membranes fibrineuses et pus dans le petit bassin, péritoine injecté, recouvert d'un mince exsudat. Entre le bord droit
du foie et le diaphragme, cavité de la dimension d'une tête
d'enfant contenant du pus gris verdâtre et des gaz; parois
recouvertes de fausses membranes épaisses, purulentes. Paroi
thoracique voussurée par la collection. Moitié droite du diaphragme très refoulée en haut, avec deux perforations au
sommet de la voussure; l'une donne dans une cavité fétide
creusée dans le parenchyme pulmonaire gangréné de la base
droite. Au-dessus de la seconde perforation, le poumon est
adhérent au diaphragme. La plèvre est infiltrée de pus; l'esto-

mac, au niveau du pylore, présente une infiltration dure, cancéreuse, avec large ulcération et petite perforation du diamètre d'une lentille. De ce point, un trajet en forme de fente conduit dans la cavité putride. Sommets pulmonaires sains.

Observation XVI

(Gerhardt, In W. Sachs. Der subphrenische Abcess im Anschluss an die perityphlitische und perinephritische Eiterung. Berlin, 1895, *Archiv. für klinische Chirurgie*.)

Gerhardt cite le cas d'un homme de 24 ans, qui entra dans la clinique le 30 octobre 1889 ; il souffrait seulement depuis le 29 octobre. Il fut pris le 1er novembre de vomissements de matières verdâtres ou brunes, qui se renouvelèrent jusqu'au matin du 5 novembre. Le 20 novembre, il fut pris de toux violente et *expectora des crachats rosés d'odeur désagréable*. Le 23 novembre cet état empire, il tousse et chaque fois *il vomit des crachats d'odeur nauséabonde*. Le 26, on estime qu'il est inutile de faire une opération, que la collection purulente s'est vidée par le poumon.

La convalescence est longue, le malade sort guéri.

Observation XVII

Le Noir, interne des hôpitaux.

Perforation de l'estomac. Gangrène de la rate. Abcès périsplénique. Perforation du diaphragme. Gangrène pulmonaire.

M... Marie, 32 ans, entre dans le service de M. le professeur Bouchard le 9 mars 1890.

Cette malade, lors de son admission à l'hôpital, était dans un état d'amaigrissement extrême ; elle se plaignait de tousser depuis longtemps et d'expectorer abondamment surtout le matin.

A l'examen, on constatait dans toute la moitié inférieure du poumon gauche, les signes d'une vaste excavation, souffle amphorique, gargouillement, bruit de succussion. *Les crachats rejetés en grande quantité, étaient très fétides*, la dyspnée vive les sueurs nocturnes abondantes, la température élevée avec de grandes oscillations vespérales. Ces signes n'ont pas cessé de s'accentuer jusqu'à la mort de la malade, (31 avril).

Autopsie. — On découvrit que le poumon gauche présentait une vaste excavation remplie d'un liquide extrêmement fétide, une partie du tissu pulmonaire était adhérente à la plèvre pariétale et aux côtes, les parois gangrenées et irrégulières.

Une grosse bronche s'ouvrait dans cette cavité qui communiquait en outre à travers le diaphragme avec une collection purulente sous-phrénique. La perforation du diaphragme permettait l'introduction de l'index.

La rate entourée de pus, était elle-même gangrenée de sorte qu'elle formait une poche remplie d'un liquide putrilagineux dans lequel baignaient des morceaux de tissu splénique sphacélé.

Enfin l'examen de l'estomac a démontré l'existence d'une perforation située à un centimètre et demi environ du cardia.

OBSERVATION XVIII

(Ch. Monod.)

Pyothorax sous-phrénique, suite d'ulcère perforant de l'estomac. Rupture dans la plèvre et le poumon. Opération. Mort.

T..., homme de 39 ans, musicien, entré le 1er juin 1896, dans le service de M. le professeur Hayem.

Père vivant, bien portant. Mère morte à 60 ans, d'une maladie du foie. Cinq frères et sœurs bien portants. Lui-même marié ; deux enfants morts en bas âge.

Enfance chétive. Vers 13 ou 14 ans, douleurs d'estomac qui durent environ six mois et le forcent à s'aliter pendant 4 ou 5 mois. Depuis lors, ces douleurs gastriques ont reparu à diverses reprises tous les 2 ou 3 ans en moyenne.

Depuis 25 mois, elles sont devenues plus fréquentes ; il en compte depuis ce temps, environ une quinzaine analogues à celles pour laquelle il entre à l'hôpital.

Ces crises sont très violentes, s'accompagnent de frissons et de vomissements ; elles éclatent sans cause appréciable, à n'importe quel moment du jour ou de la nuit. Les vomissements sont jaunes verdâtres, glaireux. Il y a six mois, dans une crise plus violente ils ont été noirs ; les selles étaient noires également (phénomène que le malade avait, du reste, déjà remarqué auparavant). Pyrosis habituel, diminue depuis 6 mois grâce à l'usage du bicarbonate de soude dans la boisson.

Depuis l'âge de 30 ans, le malade boit plus que de raison ; un litre de vin environ par jour et 2 ou 3 absinthes. A diverses reprises, véritables excès de boisson. Il a eu des rêves professionnels, des cauchemars, des crampes dans les mollets et des pituites le matin. Depuis quelques mois, il ne prend plus que du lait. Pas de syphilis avouée, ni de traces appréciables. Blennorhagie à 18 ans.

Début de la maladie actuelle. — Début le 28 mai, à la suite de fatigues inaccoutumées, par crampes, frissons et vomissements dans la nuit. Ces vomissements se renouvellent pendant les quatre jours qui suivent, jaunâtres, verdâtres, grisâtres, glaireux, pas de trace de sang. Constipation absolue. Entré le 1er juin.

Etat actuel. — Homme amaigri, face couverte de sueurs visqueuses, nez pincé, narines pulvérulentes, yeux excavés, cerclés de bistre et brillants. Fièvre légère, 38°; pouls petit, rapide.

Il attire immédiatement l'attention du côté du ventre. Celui-ci est tendu, dur, tympanisé ; remarquablement sensible à la palpation, surtout à l'épigastre. Il a de plus, une douleur continue, présentant les caractères de la douleur en broche, avec point épigastrique et point postérieur symétrique, irradiant vers l'épaule gauche.

La respiration semble costale (type costo-supérieur), l'abdomen n'étant animé d'aucun mouvement respiratoire, le diaphragme restant par conséquent absolument immobile.

Aucun signe stéthoscopique à l'examen de la poitrine, en avant du moins ; le malade à cause de sa douleur épigastrique, se refusant à tout changement de position, il n'a pu être ausculté en arrière.

Rien au cœur. Urines sans sucre ni albumine.

Traitement. — Glace à l'intérieur et en applications locales. Un litre et demi de lait par gorgées. Lavement, qui provoque une garde-robe abondante.

Marche du 1er au 6 juin. — A peu près même état. Pas de vomissement. Pouls rapide (100 à 120), petit. Température de 37° 5 à 38°. Mêmes douleurs à l'épigastre empêchant l'expectoration.

7 juin. — La température s'élève à 39° le soir. P. 120. La région épigastrique est le siège d'un gonflement notable. Elle est toujours très douloureuse à la pression. La percussion y dénote un certain degré de matité.

12 juin. — L'exploration de l'épigastre est moins douloureuse, le malade peut s'asseoir. A l'examen de la partie postérieure du thorax, on note à la base droite, de la submatité, la disparition des vibrations, la diminution du murmure vésiculaire et de l'égophonie. De plus, toute cette région est douloureuse à la percussion. Dyspnée assez intense. R. 36 ; P. 124 ; T. 38°7.

18 juin. — A l'épigastre, à égale distance à peu près de l'ombilic et de l'appendice xiphoïde, on trouve une zone de matité de deux travers de doigt de haut ; c'est à ce niveau que la douleur est la plus vive.

À la base du poumon droit, zone de matité occupant les deux derniers espaces intercostaux, avec abolition des vibrations ; souffle pleurétique, pectoriloquie aphone et égophonie.

20 juin. — L'état du malade devient plus mauvais : il est très amaigri. Le pouls est petit, très rapide, presque incomptable. T. 38°8 le matin, 39°6 le soir.

21 juin. — Après une quinte de toux extrêmement violente, le malade *crache et vomit du pus en abondance* ; à peu près deux crachoirs pleins, soit environ 400 grammes de 10 heures à midi. Fétidité remarquable de l'expectoration et de l'haleine.

Diarrhée assez abondante, fétide. Température, matin 38°6, soir, 39°8.

22 juin. — L'état général devient très mauvais. Il y a eu de nouvelles *vomiques*, aussi abondantes que les précédentes. Le malade se plaint d'une dyspnée intense, on note en effet 55 respirations à la minute. P. rapide, 150, régulier, assez fort. La température s'est abaissée à 37°5. Diarrhée abondante, fétide.

23 juin — L'examen du thorax montre en arrière, une matité complète à la base, sur une hauteur de deux travers de doigt ; au-dessus, submatité remontant jusqu'à l'angle de l'omoplate. A l'auscultation, souffle à la base, égophonie, tintement métallique. A l'épigastre, la tuméfaction a disparu ; la palpation de la région est moins douloureuse. T. 39°2. *Vomique* de 300 gr. de pus fétide. Diarrhée.

24 juin. — Une ponction capillaire faite au niveau du tiers inférieur du thorax et en arrière, donne issue à un liquide louche, pas franchement purulent. A l'auscultation on entend au niveau du tiers moyen du poumon, du souffle amphorique, de l'égophonie, quelques râles sous-crépitants et de la succussion hippocratique. Le malade est envoyé en chirurgie.

25 juin. — Le malade arrivé la veille est examiné par M. Monod, qui, outre les signes stéthoscopiques consignés ci-dessus, constate que la saillie épigastrique bien que moins considérable qu'elle ne l'a été, existe toujours. Ce n'est cependant pas de ce côté qu'il croit devoir aborder la collection,

mais du côté du thorax où les signes cavitaires prédominent.

Opération. — Elle est pratiquée d'urgence en dépit du fâcheux état général du malade.

La ponction exploratrice, faite dans le service de M. Hayem, est renouvelée dans le septième espace intercostal, un peu en arrière de la ligne axillaire. Elle est blanche, ou du moins de l'air seulement pénètre dans le corps de pompe. L'aiguille qui est une longue aiguille de l'appareil Potain, est alors enfoncée plus profondément et un peu de pus apparaît dans la seringue.

Cela suffit pour poursuivre dans cette voie. M. Monod croit cependant plus prudent de faire l'ouverture de la plèvre un peu au-dessous du point de ponction. L'incision est pratiquée dans le huitième espace intercostal, en rasant le bord supérieur de la neuvième côte.

La plèvre ouverte, il s'écoule un peu de liquide trouble ; pas de pus ; l'air entre et sort de la plaie avec bruit à chaque mouvement respiratoire.

Le doigt introduit dans la cavité thoracique sent nettement le poumon dur, résistant, comme hépatisé à la partie supérieure de l'ouverture. Une aiguille aspiratrice est enfoncée dans cette partie dure et cette fois le pus arrive en notable quantité dans l'aspirateur.

Le point ponctionné est largement mis à découvert par la résection de la huitième côte, sur une étendue de 5 à 6 centimètres. On aperçoit alors nettement au fond de la plaie, le poumon dur, immobile, recouvert d'une plèvre blanchâtre, épaissie, qui se laisse détacher avec le doigt. Perforation en ce point du poumon avec le couteau du thermocautère d'abord, puis avec le doigt qui se joue alors à l'aise dans une vaste cavité d'où s'écoule des flots de pus fétide. La quantité de pus augmente à mesure que l'ouverture est agrandie ; il sort plus abondamment encore lorsque l'on incline le malade sur le côté droit.

Les bords de la cavité pulmonaire sont fixés aux parties

molles (peau non comprise) par quatre ou cinq gros fils de catgut. Pas d'injection.

Le doigt explorant la cavité, constate que son grand diamètre est horizontal et qu'elle pouvait se diriger vers l'épigastre. Le grand trocart de Chassaignac s'y promène à l'aise, sans qu'on puisse arriver à en sentir l'extrémité à l'épigastre. Mais toute la région hépatique est redevenue sonore ; la poche s'étend donc derrière la face postérieure des dernières côtes.

Deux gros drains longs de 15 centimètres, sont aisément enfoncés dans la cavité et fixés à la paroi ; le pus sort toujours en abondance. Le malade est pansé à l'ordinaire et reporté à son lit. Il était très déprimé. Pouls petit, face pâle.

Malgré les soins qui lui furent donnés dans la journée : injections sous-cutanées de sérum, injections de caféine, etc., il fut impossible de le remonter. Mort sans réaction, à 8 heures du soir le même jour.

Autopsie. — L'autopsie établit l'existence d'une vaste collection purulente abdominale et thoracique, communiquant à travers une large perforation du diaphragme.

La poche thoracique occupait à la fois la plèvre et la base du poumon ; la poche abdominale, limitée par des adhérences, était en contact direct avec une perforation de l'estomac siégeant au niveau de la petite courbure. Cette poche contenait encore un peu de pus ; la poche thoracique était complètement vide.

Mais il y avait en outre, un autre foyer considérable rempli d'un liquide purulent, épais ; ce foyer, nettement limité par des fausses membranes tapissant le tissu hépatique et agglutinant les anses intestinales entre elles, était sans communication apparente avec la cavité thoraco-abdominale. Il n'est cependant pas douteux que ces deux collections purulentes ne dussent être rattachées l'une et l'autre à la même cause : à la perforation stomacale. Peut-être existait-il sur l'estomac, une deuxième perforation qui a passé inaperçue ?

Observation XIX

M. Picqué. *Bulletins et mémoires de la Société de chirurgie
de Paris*, 1897.

Il s'agit d'un médecin, chez lequel l'abcès, développé à
l'occasion d'une cholécystite calculeuse, s'est formé à droite,
entre le foie et la paroi thoraco-abdominale.

C'est là que se trouvait la collection principale, contenant
environ deux litres d'un pus fétide. La collection était donc
primitivement interhépatopariétale ; véritable périhépatite à
siège franchement abdominal.

Il se fit par la suite une poussée interphrénohépatique qui se
termina par une *vomique* et fut la seule raison qui nous permit
d'en admettre l'existence.

Chez ce médecin, le pus a fourni des cultures pures de coli-
bacilles. Le malade a guéri.

Observation XX (personnelle, inédite).

Le nommé J... Joseph, âgé de 34 ans, profession : marchand
de marrons, entre le 19 novembre 1901 à l'hôpital Beaujon,
salle Monneret, lit n° 3.

Antécédents héréditaires. — Rien à signaler.

Antécédents personnels. — N'a jamais eu de grandes mala-
dies. Au mois de décembre 1901, il a eu, dit-il, de violentes douleurs siégeant au creux épigastrique, qui s'irradiaient dans le
dos. En même temps, il eut des vomissements alimentaires ré-
pétés et même des hématémèses. A la suite, il eut, pendant
quelques jours, des selles absolument noires, du mélæna probablement. Ces symptômes durèrent, très intenses, pendant un
mois. Il fut impossible d'obtenir sur ce passé gastrique des

renseignements plus précis, le malade, d'intelligence médiocre, ne répondant jamais clairement aux questions posées.

Depuis le mois d'avril 1900, le malade s'est assez bien porté. De temps à autre, il avait des douleurs gastriques et des digestions difficiles, mais le tout très atténué.

En novembre 1901, le malade qui habite l'Auvergne vient à Paris exercer sa profession de marchand de marrons comme il le fait chaque hiver. Pendant les premiers jours de son séjour à Paris, il se sentait bien portant et mangeait de bon appétit.

19 novembre. — A son entrée, le malade se plaint d'avoir perdu l'appétit, d'avoir maigri et de souffrir dans le côté gauche. Cette douleur est continue, modérée. Quand on demande au malade de montrer le point précis où il souffre, il montre la région épigastrique et toute la région de la base thoracique gauche, sans qu'il soit possible de lui faire préciser un point. La palpation pratiquée réveille la douleur dans toute cette zone ; elle paraît plus aiguë au creux épigastrique. La rate n'est pas appréciable à la percussion. Au niveau de l'épigastre, on trouve une zone mate, étendue environ sur deux ou trois travers de doigt en hauteur, qui se continue avec le foie, lequel déborde un peu les fausses côtes. On pense que cette matité est due au lobe gauche du foie. On ne constate rien d'anormal au cœur, ni aux poumons. Les urines ne contiennent ni sucre ni albumine, mais seulement des pigments biliaires en petite quantité. Il y a un peu de fièvre ; 38°2.

23 novembre. — L'état reste le même ; le malade souffre toujours un peu dans le côté gauche. Il mange très peu et ne vomit jamais. Les selles examinées sont normales. Température : 38°.

25 novembre. — L'amaigrissement a fait des progrès ; le facies est pâle, altéré, la langue est saburrale, un peu sèche. La douleur persiste toujours au niveau du creux épigastrique et dans le côté gauche, mais modérée et supportable. La température oscille entre 38° et 38°5. On pense à une forme latente de tuberculose. L'auscultation des poumons ne révèle pourtant rien d'anormal. Cet état reste le même jusqu'au 3 décembre·

L'amaigrissement, l'affaiblissement progressent et la douleur persiste. Courbe thermique irrégulière entre 38° et 39°.

3 décembre. — Le malade est pris d'une douleur brusque, très intense dans le côté gauche et de dyspnée qui l'obligent à s'asseoir sur son lit. Peu de temps après, *il se met à cracher par petites quantités et remplit son crachoir dans la journée.* Son expectoration est purulente, grisâtre, d'odeur très fétide et ressemble à l'expectoration de la gangrène pulmonaire. L'haleine est également très fétide; on est obligé d'isoler le malade. L'auscultation du poumon révèle des râles sonores et des râles muqueux disséminés des deux côtés, mais plus abondants à la base gauche. A la suite de cette vomique, le malade se sent un peu soulagé : cependant, l'état général reste bien grave et le teint est terreux.

4 décembre. — La vomique continue avec les mêmes caractères mais plus abondante. Dans la nuit du 4 au 5 décembre, le malade meurt.

Autopsie. — A l'ouverture du cadavre, l'incision médiane montre, au-dessous de l'appendice xiphoïde, des adhérences qui unissent la paroi abdominale au foie et à l'estomac et aussitôt, en faisant l'incision de la paroi et de ces adhérences qui ne sont pas très épaisses, on donne issue à du pus. On a ainsi pénétré dans une poche purulente, au niveau de sa partie déclive. Il en sort un litre et demi de pus environ. Il est fétide, mal lié, avec des grumeaux blanchâtres, sa coloration rappelle celle du café au lait. Il n'y a pas de gaz.

Parois de l'abcès. — Elles sont épaisses d'un demi à un centimètre, irrégulières, bourgeonnantes, recouvertes d'un enduit fibrino-purulent. Il est ainsi formé : il a une paroi antérieure, constituée par la face inférieure du lobe gauche du foie ; une paroi postérieure, formée par la face antérieure de l'estomac et la face antérieure du petit épiploon ; une paroi supérieure formée par la face inférieure du diaphragme.

Cet abcès ne descend pas très bas et n'est en rapport avec la paroi abdominale antérieure, que sur une petite étendue, car l'estomac n'est pas dilaté et le lobe gauche du foie le recouvre.

La rate n'entre pas dans la constitution des parois de l'abcès.

Le diaphragme, dans sa partie gauche, est infiltré, épaissi, de coloration grisâtre, *sphacélé* et *perforé en un point* qui correspond exactement au milieu de la base du poumon gauche. La perforation du diaphragme a le diamètre d'un crayon.

Plèvres et poumons. — Il n'y a pas de pyothorax ; la base du poumon gauche adhère totalement et intimement au diaphragme. A la coupe, on trouve dans le lobe inférieur du poumon gauche, une zone gangrenée diffuse, constituée par une bouillie noirâtre avec *une petite caverne au centre*, qui communique d'une part avec la perforation du diaphragme, d'autre part avec une bronche. Ce qui explique la vomique. Dans le reste du poumon gauche et dans le droit, on trouve des lésions de bronchopneumonie généralisée.

Foie. — Le lobe droit est normal, il ne déborde pas les fausses côtes. Le lobe gauche empiète, au niveau de l'épigastre, sur la face antérieure de l'estomac. La face inférieure de ce lobe est bourgeonnante et grisâtre, car elle entre dans la constitution des parois de l'abcès.

Rate. — Normale, en dehors de l'abcès.

Reins. — Un peu congestionnés.

Cœur. — Les valvules sont normales.

Estomac. — Une fois séparé des autres viscères, il apparaît de volume normal, non dilaté. Toute sa face antérieure qui formait la paroi postérieure de l'abcès, est bourgeonnante et recouverte d'un enduit purulent. Sa face postérieure est lisse ; d'ailleurs, l'arrière-cavité des épiploons était indemne. On ouvre l'estomac en l'incisant sur la petite courbure, on découvre un ulcère rond. Il est un peu plus grand qu'une pièce de deux francs, irrégulièrement arrondi ; son fond est au contact du péritoine et par transparence, on voit qu'il est le siège d'une perforation, large de deux à trois millimètres et qui a donné lieu à l'abcès.

Le pus contenu dans l'abcès fut examiné au microscope après l'autopsie. Il contenait un grand nombre de variétés de bacilles et de cocci, sans prédominance d'un de ces germes.

Il n'y a pas de péritonite généralisée ; les anses intestinales et le péritoine de la grande cavité sont lisses et non vascularisés.

Conclusions.

Des remarques qui précèdent et des observations qui les suivent, il nous semble que l'on peut conclure :

1° Que la vomique se rencontre rarement dans l'abcès sous-phrénique, affection qui par elle-même n'est pas très commune.

2° Que la vomique ne peut être regardée comme une terminaison favorable de la maladie ; qu'il ne faut pas compter sur elle pour débarrasser le malade du contenu de son abcès, mais la regarder comme une complication fâcheuse et presque toujours mortelle étant donné l'état des organes traversés par le pus.

3° Qu'elle s'annonce généralement par les quelques symptômes énumérés plus haut, mais que bien des fois aussi, elle arrive inopinément.

4° Qu'étant à éviter, on doit intervenir aussitôt que le diagnostic est posé ; que cette intervention essentiellement chirurgicale devra être aussi prompte et aussi complète que possible, le salut du malade en dépendant.

5° Que les vomiques, suite d'abcès sous-diaphragmatiques, deviennent de plus en plus rares, parce que l'intervention chirurgicale est plus précoce, le diagnostic pou-
vant être fait généralement plus tôt qu'autrefois, quoique
toujours difficile.

INDEX BIBLIOGRAPHIQUE

Bernheim. — Revue médicale de l'Est, 16 décembre 1878,
p. 363.

Besredka. — Abcès sous-diaphragmatique. Thèse de Paris,
1897.

Bouley. — Bulletins de la Société anatomique de Paris, 1852,
p. 438.

Chavannis. — Annales de la Société médicale de St-Etienne et
de la Loire, t. vii, 1881.

Debove et Rémond (de Metz). — Des abcès sous-diaphragmatiques par perforation des ulcères de l'estomac. In Société
médicale des hôpitaux, octobre 1890, p. 811.

Deschamps. — La péritonite périhépatique enkystée. Thèse de
Paris, 1886.

Foix P. — Des péritonites circonscrites de la partie supérieure
de l'abdomen. Thèse de Paris, 1874.

Grandsire. — Contribution à l'étude des abcès sous-diaphragmatiques d'origine gastro-intestinale. Thèse de Paris, 1895.

Grisolles. — Traité de pathologie interne, t. ii, p. 428.

Hilton-Fagge. — Guy's Hospital Reports, 1873.

Jaccoud. — Cliniques de la Pitié, 1883, 1884, 1885.

Lang I. — Ueber subphrenische abcesse. Thèse de Moscou,
1895.

Lejars. — Les suppurations de la zone sous-phrénique. Semaine médicale, n° 13, 26 mars 1902.

Le Noir. — Bulletin de la Société anatomique de Paris, 1890.

Leyden. — Ueber pyopneumothorax subphrenicus. Zeitsch. für klin. med. Bd. 1. S., 1879.

Luton A. — In Dictionnaire Jaccoud. Art. Estomac, t. xiv, p. 223.

Maydl K. — Ueber subphrenische Abcesse. Vienne, 1894.

Monod Ch. — Bulletins et mémoires de la Société de chirurgie de Paris, décembre 1897, p. 738.

Neusser. — Wiener med. Wochenschrift, n° 44, 1884.

Nowack. — Schimdt's Iahrbücher, 1891.

Pasturaud. — Bulletins de la Société anatomique de Paris, 1874, p. 189.

Pfuhl. — Berlin klin. Wochens., 1877, in prof. Jaccoud, Clinique de la Pitié, 1885.

Picqué. — Bulletins et mémoires de la Société de chirurgie de Paris, décembre 1897.

Ramadan. — Pyopneumothorax sous-phrénique. Thèse de Paris, 1891.

Rendu (Joanny). — Lyon médical, t. xx, n° 52, 1852.

Sachs W. — Archiv für klinische Chirurgie. Berlin, 1895.

Salzwedel. — Société de médecine interne. Berlin, 1891.

Scheurlen. — Charité Annalen, 1889.

Siredey et Danlos. — In Nouveau dictionnaire de médecine et de chirurgie pratiques. Art. Péritonite, t. xxvi.

Waters A. T. — British medical journal, 24 décembre 1877.

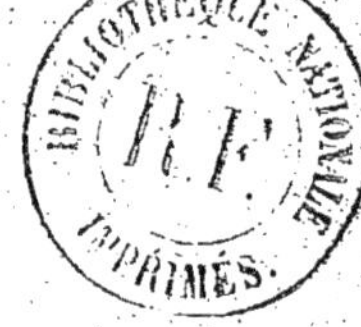